AF247037

DE LA SPONTANÉITÉ

ET

DE LA

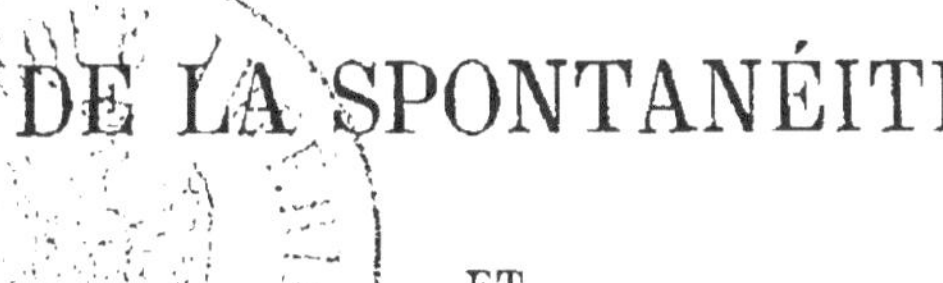

SPÉCIFICITÉ

DANS LES MALADIES

PRINCIPALES PUBLICATIONS DE L'AUTEUR :

ESSAI SUR LES DOCTRINES MÉDICALES. — Paris 1846.

LETTRES SUR LE VITALISME. — Paris 1856.

ÉTUDE CLINIQUE DU TYPHUS CONTAGIEUX. — Paris 1856.

INSTITUTS DE MÉDECINE PRATIQUE DE JEAN-BAPTISTE BORSIERI, traduits et accompagnés d'une *Étude comparée du génie antique et de l'idée moderne en médecine*. — Paris 1856 — 2 vol. in-8°.

PRINCIPES DE PATHOLOGIE GÉNÉRALE. — Paris 1862 — 1 vol. in-8°.

ÉTUDE CLINIQUE SUR LA CONSTITUTION MÉDICALE DE L'ANNÉE 1862, suivie de Réflexions sur l'importance pratique de l'observation des constitutions médicales. — Paris 1865.

DE LA PHILOSOPHIE DITE POSITIVE DANS SES RAPPORTS AVEC LA MÉDECINE. — Paris 1864.

DE LA PATHOLOGIE GÉNÉRALE, DE SA RÉALITÉ, ET DE SON RÔLE DANS LA CONSTITUTION DE LA MÉDECINE. — Paris 1864.

FRAGMENTS DE CRITIQUE MÉDICALE : Broussais, Magendie, Chomel. — Paris 1865.

LAENNEC : Conférence historique faite à la Faculté de médecine. — Paris 1866.

DE LA SPONTANÉITÉ

ET

DE LA

SPÉCIFICITÉ

DANS LES MALADIES

PAR

P. Em. CHAUFFARD

Agrégé libre de la Faculté de Médecine de Paris
Médecin de l'Hôpital des Enfants-Malades, etc.

PARIS

GERMER BAILLIÈRE, LIBRAIRE-ÉDITEUR

RUE DE L'ÉCOLE-DE-MÉDECINE, 17

Londres	New-York
H. Baillière, Regent street, 219	Baillière brothers, Broadway, 440

MADRID. — C. BAILLY-BAILLIÈRE, PLAZA DEL PRINCIPE ALFONSO, 16.

1867

A MON AMI

AMBROISE TARDIEU

PROFESSEUR A LA FACULTÉ DE MÉDECINE

AVERTISSEMENT

La science contemporaine, et ce sera son immortel honneur, a largement agrandi le champ de l'observation médicale. Elle a compris la gloire nécessaire du travail, et a soulevé de partoùt une masse inconnue de faits, moisson féconde qui va grossissant, de jour en jour, sous la double action de l'observation directe des faits vitaux, et de l'analyse expérimentale de leurs conditions organiques. Cependant, cet immense labeur ne porterait pas tous ses fruits, il avorterait dans la confusion et le désordre, si une puissante synthèse tardait plus longtemps à s'emparer des faits observés, pour les déterminer dans leur cause substantielle et vraie, pour les conduire de l'état de connaissance empirique et morte à l'état de connaissance scientifique et vivante.

La médecine d'autrefois se livrait sans réserve à l'esprit de système ; elle ne connaissait pas suffisamment le frein salutaire de l'observation patiente et minutieuse ; elle élevait ses doctrines, quelles qu'elles fussent, inspirées par un sentiment instinctif du vrai, ou créations téméraires d'une imagination trop confiante en elle-même, sans les asseoir sur le terrain affermi de faits positifs, nombreux, considérés sous leurs aspects divers, analysés dans toutes leurs conditions et dans tous leurs rapports. Cette médecine qui a fini à Morgagni et à Laennec, aimait les généralisations prématurées, et ne prisait pas à sa valeur l'étude pratique des lésions organiques et des symptômes locaux, témoignages de la part active que prennent à la maladie les éléments des tissus, des organes, et des humeurs.

Contre cette médecine, il y avait à réagir, en la rappelant à l'observation, en la ramenant à l'organisme malade, support visible de tous les actes pathologiques ; il y avait à montrer que les vues générales, même les plus heureuses et les plus justes, égarent bientôt, livrées à elles-mêmes, et affranchies de cette retenue bienfaisante que l'examen soutenu des faits impose ; à cette médecine, enfin, il fallait prouver, par sa propre histoire, que l'esprit de doctrine, s'il ne se maintient et ne se développe dans les voies pratiques, s'enivre fatalement de lui-même, et substitue hardiment ses propres conceptions aux réalités dont il n'a pas su se nourrir.

Mais aujourd'hui les ennemis et les dangers intérieurs de notre science ont changé ; les sollicitudes et les combats doivent changer à leur tour. Nous fléchissons sous le poids des faits. Ceux-ci s'accumulent et se pressent , et deviennent la foule innombrable que rien ne domine et ne guide , qui marche et se précipite, ignorante d'où elle vient et où elle va, et qui , partout où elle passe, laisse derrière elle l'incertitude et la contradiction. A l'aide des faits et de l'expérimentation , nous voyons les vérités les mieux acquises ébranlées , les lois fondamentales de notre science détruites ; les affirmations les plus arbitraires et diverses se produisent , se repoussant d'ailleurs les unes les autres. Que reste-t-il comme règle suprême et dernier enseignement ? Le doute , sur tout ce qui est vérité générale , doctrine scientifique , lois essentielles de la vie et de la maladie. Ce tableau n'est pas exagéré; il me serait trop facile d'en démontrer la fidélité , et de prouver que toutes les parties de la médecine sont minées par le doute et la dissolution. A peine sauverait-on du naufrage quelques rares théories sur les conditions mécaniques et instrumentales de tels ou tels phénomènes ou accidents morbides ; mais la science même des maladies auxquelles se relient ces conditions, s'abîme dans la ruine commune et inévitable de la science générale.

Réagir contre ces préjugés et ces abus, contre le culte exclusif de l'expérimentation est notre devoir actuel. L'expérimentation est féconde et nécessaire ; mais elle ne doit pas régner seule. Abandonnée à elle-même , elle n'enfantera jamais la science , ni les principes premiers , sur lesquels toute science repose. Il faut que l'expérimentation , à son tour , s'allie et se soumette aux lois de la raison générale ; il faut qu'elle puise dans les notions supérieures et dans les vérités acquises , la force et la vie , sans lesquelles , elle aussi , défaille ou s'égare. Il faut , en un mot , que l'esprit de synthèse anime et soutienne et les faits et l'observation.

La synthèse serait-elle , comme quelques savants, le veulent , une œuvre exclusive de résumé , et comme le couronnement d'un édifice scientifique dont tous les matériaux seraient déjà réunis avant elle et sans elle ? Nous avons démontré ailleurs combien sont superficielles et vaines de telles conceptions. Elles reculent, par delà toute limite, et ajournent à jamais la constitution même de la science ; car elles méconnaissent la base immuable sur laquelle elle doit s'élever (1). Il en est de la synthèse et de la pathologie générale, qui en est l'expression, comme des notions de cause et de force que ne sauraient livrer l'expérience seule et l'analyse, quelque étendues qu'elles soient. Les premières lueurs de la synthèse médicale ont brillé dès que la médecine a su fixer son sujet et son but, dès qu'elle a entrevu, à travers les faits observés, la force qui les animait, la cause réelle qui les réglait.

D'ailleurs notre science n'en est plus à ses commencements, et il serait temps, ce semble, de songer à l'édifice, c'est à dire, à la science

(1) Consulter à ce sujet nos Leçons de Pathologie générale, publiées dans la *Revue des cours scientifiques*, sous ce titre : *De la Pathologie générale, de sa réalité, et de son rôle dans la constitution de la médecine.* (Décembre 1863 et janvier 1864).

elle-même , et de demander aux matériaux amassés la vérité qu'ils cachent dans leur nombre. Revenons donc aux études synthétiques : « Les meilleurs esprits reconnaissent , dit M. le professeur Monneret, que le moment est venu de réunir tous ces détails épars , de constituer des groupes , de les rattacher les uns aux autres par des liens naturels.... Jamais la méthode synthétique n'a été plus nécessaire qu'aujourd'hui , et si l'on ne parvient pas à la faire accepter de nos contemporains et de ceux qui enseignent , on verra les études s'affaiblir , et le niveau des connaissances s'abaisser. »

Pénétré de ces nécessités , et convaincu que les grandes et futures destinées de notre science sont attachées à l'influence réservée , dans l'avenir , aux questions de doctrine , j'ose apporter un nouveau tribut à l'étude de ces questions, et cette étude s'adresse à l'une des parties les plus controversées de la pathologie. Je ne serai pas contredit en avançant que la notion de spécificité, que les caractères réels et la nature des maladies spécifiques sont enveloppés d'obscurités, demeurent dans la plus nuageuse indécision pour un grand nombre de médecins, ou reçoivent des maîtres autorisés les solutions les plus contradictoires. Je me suis efforcé d'éclairer ce sujet, consultant moins mes forces que ma confiance en quelques vérités premières dont mon regard suit l'invincible rayonnement à travers la mobilité confuse et les luttes apparentes des phénomènes.

La spécificité dans les maladies, tel est donc l'objet de ce travail. Toutefois j'ai associé à cette étude celle de la spontanéité morbide ; j'ai même donné pour base à celle-ci, une étude plus étendue , et en apparence un peu éloignée de mon sujet , celle de la spontanéité comme caractère fondamental de l'être vivant , et j'en ai signalé les manifestations générales dans la série entière des êtres , depuis le plus infime jusqu'à l'homme qui les résume et les dépasse tous. On me pardonnera cette apparente digression quand on verra quelles puissantes attaches lient la spécificité à la spontanéité morbide , quand on aura compris que la première n'a d'existence propre , de soutien direct et causal que dans la seconde. La spécificité sans la spontanéité morbide est une chimérique conception ; et la spontanéité morbide de son côté , qu'est-elle sinon le reflet, le mode temporaire et accidentel de la spontanéité première et essentielle de l'être ? Comment aurai-je pu négliger celle-ci , et délaisser les fermes appuis qu'elle m'offrait?

Tout cela sera-t-il pratique , vont demander quelques médecins qui croient se vouer
plus particulièrement au culte de l'utile , en
lui sacrifiant les travaux de pathologie générale ? Il serait trop ambitieux de vouloir prouver ici l'utilité majeure de connaissances qui
ne sont dédaignées que par ceux , et ils sont
nombreux , qui les ignorent. D'ailleurs, les
droits de la science pure ont été si souvent
vengés de ces mépris , et par des voix si élo-
quentes et si autorisées , que je puis abandonner leur défense aujourd'hui. Toutefois ,
sans quitter le domaine limité que nous nous
sommes assignés , nous demanderons si le
désordre d'idées qui règne au sujet des maladies spécifiques , n'enfante pas de soi le désordre pratique , et ne se retrouve pas dans toutes les délibérations et dans tous les conseils
que suggère l'examen clinique de ces maladies?

Au point de vue thérapeutique et au point de vue prophylactique, qui sont les points essentiellement pratiques, que d'assertions démenties, que d'illusions dangereuses, quelles recherches mal dirigées, quel tumulte de prétentions et d'affirmations contradictoires ! Croit-on qu'une étude doctrinale des maladies spécifiques, sévère et patiente, n'apporterait pas quelque lumière dans ce chaos où toutes les confusions se heurtent, où s'élèvent des questions qui devraient être à jamais bannies, car les émettre est à soi seul une erreur, et où ne se posent même pas les problêmes réels, qui enferment en eux ces vérités pratiques si justement désirées ?

Il faut opposer à la marée montante des interprétations arbitraires, non plus les résistances chancelantes d'un empirisme épuisé, mais la puissance même et l'éternelle jeunesse des vérités primordiales et élémentaires , que l'on ne peut nier qu'en niant et la science et ses évidences premières. C'est-là que sont vraiment les notions pratiques , celles dont les principes soutiennent et guident à travers les obscurités renaissantes des faits particuliers. Loin de nous rejeter en dehors de l'expérience et de l'observation , ces notions se renouvellent , et s'accroissent et s'affirment plus hautement à chaque fait nouveau ; elles seules donnent une âme à la multiplicité des caractères et des formes que le torrent des êtres soulève et entraîne incessamment; elles seules peuvent se dire pratiques , parce que, seules, elles voient et connaissent , non les phénomènes et les ombres des choses, mais les réalités vivantes et l'activité substantielle.

Pour moi, c'est en face des faits, c'est par une observation attentive et prolongée , que

se sont formées les convictions doctrinales et
cliniques que ce travail expose. C'est en médi-
tant les caractères pratiques des maladies spécifiques que j'ai essayé de tracer leur histoire
doctrinale. Je ne saurai concevoir, en dehors
de cette histoire, un seul des faits qui se rattachent à l'évolution des maladies spécifiques;
je ne puis obtenir l'intelligence pratique d'aucun de ces faits que par cette histoire. Sans
l'appui de ces notions doctrinales , je me
sentirais livré à tous les instincts douteux
et à tous les hasards de l'heure qui fuit.
Aussi ai-je confiance dans l'adhésion de
ceux qui, adeptes d'une science positive et
vraie, goûtent le sens pratique des réalités
médicales. Ceux-là comprendront bientôt la
portée de ces discussions nosologiques. Ils
verront quelles lumières s'en échappent, et
viennent éclairer les questions les plus obscu-

res , celles en particulier d'épidémie et de contagion. Les liens profonds qui unissent ces grands faits de la pathologie à notre doctrine des maladies spécifiques , sont tels , en effet , qu'ils attachent en un même faisceau l'épidémie et la contagion , la spécificité et l'émission des produits spécifiques ; en sorte qu'au fond ces problèmes se résolvent tous par la notion mère de spécificité , par l'histoire générale de la maladie spécifique. Quel intérêt pratique dépasse ou égale celui que de telles études agitent et décident ?

DE LA SPONTANÉITÉ

ET

DE LA SPÉCIFICITÉ

DANS LES MALADIES

CHAPITRE PREMIER.

Aperçu des opinions systématiques émises sur la spécificité en général, et sur la spontanéité des maladies spécifiques. — Négation des maladies spécifiques spontanées. — Conséquence logique de ces opinions. — Objet et plan de ce travail.

Les notions de spontanéité et de spécificité dominent la science des maladies de cause interne. Aussi se représentent-elles dans la plupart des problèmes pathogéniques qui s'agitent de nos jours. L'Académie de Médecine les voit surgir et reparaître de discussion en discussion : à propos de la morve,

1

de la pustule maligne, de la contagiosité de l'érysipèle, à propos de la variole, et, tout récemment encore, à l'occasion d'un mémoire de M. Chauveau, relatif à l'inoculation de la vaccine, par injection directe du liquide vaccinal dans le système lymphatique des animaux.

Les divergences que ces notions soulèvent ne semblent pas s'amoindrir à mesure qu'on les discute. Le sens qu'il faut attribuer aux mots de spontanéité et de spécificité, la part à faire aux idées qu'ils représentent, et leur application aux affections nosologiques divisent encore les médecins. Comme toujours, il y a eu des opinions extrêmes, et des opinions de conciliation apparente et d'éclectisme; les unes absolues dans leurs principes et logiques dans leurs conséquences, les autres subissant les contradictions imposées par des faits incontestables.

Ainsi, nombre de médecins soutiendraient volontiers avec M. le professeur Bouillaud, qu'il n'existe point de maladies spontanées, et que « cette expression est philosophiquement parlant un véritable non sens, attendu qu'il n'existe pas de maladies sans cause. » Ce terme n'est-il pas détourné de sa signification légitime par ceux qui prétendent le repousser ainsi de la science des maladies? Le mot spontané, s'il signifiait fait ou phénomène se déclarant sans cause, serait-il jamais entré dans le langage des hommes, où tout mot représente une réalité? Tout ce qui s'observe ne reconnaît-il pas une cause? Eût-on imaginé un terme qui serait de soi la négation de ce suprême axiome? Mais cette exclusion de la spontanéité en étiologie, si elle ne se justifie, s'explique par la doctrine étiologique adoptée par ces pathologistes. Pour eux, la cause extérieure, quelle qu'elle soit, produit directement l'effet morbide; la maladie est véritablement causée par le fait occasionnel qui la précède et la provoque; elle est un désordre ou une lésion déterminés par un agent perturbateur ou lésant: c'est donc un fait mécanico-organique, et les causes morbifiques exercent leur action suivant un mécanisme; or la spontanéité est à bon droit bannie de l'ordre mécanique.

Les médecins qui repoussent résolument la spontanéité de la science des maladies, ou qui la considèrent comme un aveu d'ignorance, pouvaient-ils accepter l'existence de la spécificité morbide, en dehors d'une cause extérieure spécifique, accessible ou non à nos sens et à nos moyens d'analyse? Ici la spontanéité n'est-elle pas plus inconcevable encore que dans les autres entités nosologiques? La maladie spécifique est une maladie plus formée, plus concrète, pour ainsi parler, que les maladies communes; elle a plus d'être, et est plus franchement une espèce que toute autre affection. Cette condition n'implique-t-elle pas la nécessité d'une cause èxtérieure en rapport avec la nature de la maladie; et si la maladie spécifique produit des germes, ne doit-elle pas fatalement en provenir? Cette opinion, spécieusement logique, compte d'imposantes autorités. M. le professeur Bouillaud ne craint pas de proclamer qu'en dehors d'une cause spécifique, il n'existe pas, il ne peut exister de maladie spécifique: « Cause spécifique et maladie spécifique, disait-il à l'Académie de Médecine, sont des termes corrélatifs. La cause prochaine des maladies spécifiques, c'est le virus spécifique; les autres causes ne sont que des causes auxiliaires. » (Séance du 16 août 1864.)

Ce n'est pas tout; pour déterminer avec plus de précision les caractères de la spécificité, les médecins ont rapproché les maladies spécifiques des espèces végétales, et ils ont coutume de dire que ces maladies se sèment et lèvent de graines ou de germes. « On a supposé, dit M. Trousseau, que l'organisme vivant était un terrain dans lequel pouvaient germer, dans certaines conditions inhérentes à la nature de cet organisme, les semences morbifiques qui levaient avec leurs caractères spécifiques, comme la graine d'une plante confiée au terrain qui lui convient lève, en reproduisant l'espèce qui l'a fournie. Si cette comparaison s'applique mieux aux maladies inoculables qu'aux autres, car c'est d'elles qu'on peut dire à juste titre qu'elles se sèment de graines, et que par conséquent elles retiennent nécessairement de la qualité du germe, cette comparaison s'applique encore non seulement aux maladies contagieuses non inoculables, mais aussi à un autre ordre de maladies dites infectieuses. »

Cette conception de la maladie spécifique est devenue populaire ; elle exclut formellement l'idée d'une maladie spécifique spontanée. Il n'est pas possible de concevoir qu'une espèce végétale naisse autrement que d'un germe ; de même il n'est pas admissible que la maladie spécifique qui lève de germes, surgisse parfois spontanément, comme si le germe n'était pas son origine véritable et nécessaire. L'exception ici ne serait pas la confirmation de la règle ; elle en serait le renversement. La plante se sème toujours, elle ne naît jamais spontanément par exception ; la maladie réellement spécifique ne saurait indifféremment se récolter après ou sans ensemencement préalable ; c'est tout un ou tout autre, mais non tantôt l'un et tantôt l'autre.

Cependant ces idées absolues, cette logique à qui seule il est permis de se montrer *intolérante*, suivant M. Bouillaud, semblent souvent démenties par les faits. L'éclosion spontanée de certaines maladies spécifiques est un fait d'observation vulgaire : il en est, comme la morve, la clavelée et le typhus, que l'on fait surgir à volonté, sans aucune semence préalable, sans aucune transmission par virus ou miasme, sous la seule influence de mauvaises conditions hygiéniques, encombrement, alimentation vicieuse ou insuffisante, fatigues excessives. D'autres, comme la rage et la diphtérie, se déclarent souvent, non seulement sans germes saisissables, mais encore sans causes extérieures appréciables, sans provocation apparente, en sorte que tout demeure inconnu dans les conditions occasionnelles de leur développement. Enfin, s'il est des maladies spécifiques, telles que les fièvres éruptives, telles surtout que la syphilis, qui semblent aujourd'hui ne provenir que de germes, et résulter constamment d'un contage, dont on suit plus ou moins la trace ; il n'en est pas moins vrai que, même pour ces maladies qui occupent le faite des maladies spécifiques, il faut accepter leur spontanéité à un jour, à un moment donné. Il faut bien admettre leur éclosion, peut-être sous l'action de conditions extérieures plus ou moins actives et spéciales, mais certainement tout autres que celles que la contagion résume en elle, et qui supposent pour origine nécessaire un organisme spécifiquement malade.

Que devient, en face de ces faits avérés, la conception nosologique de la spécificité ? Que devient ce caractère fondamental de la maladie spécifique de relever d'une cause spécifique ? Que penser d'un dogme emporté en poussière par l'observation de tous les jours, et d'une science fondée sur de tels dogmes, ou pour mieux dire, fondée sur les dog-mes contraires, affirmant et niant tour-à-tour les mêmes faits et les mêmes nécessités ? La médecine est-elle donc destinée à flotter sans fin entre toutes les incertitudes, allant toujours d'une contradiction à l'autre, sans rencontrer jamais le point ferme qui la fixe et l'assure ?

Ces fluctuations déplorables se sont dévoilées à tous les yeux dans une suite de discussions académi-ques. La négation absolue de la spontanéité de toute maladie spécifique était soutenue au nom de la lo-gique scientifique : l'affirmation de cette même spontanéité était apportée par les observateurs les plus compétents. Il fallait cependant s'entendre, ou paraître s'entendre, en des controverses publiques dont l'honneur de la science était l'enjeu. Cette né-cessité fit surgir une théorie nouvelle et inattendue, destinée à ramener la prétendue spontanéité de ces maladies aux lois générales et essentielles de la spé-cificité morbide. Il importe de rappeler une opinion qui eût la fortune d'éteindre dans un accord appa-rent les dissidences les plus accusées ; la voici suc-cinctement résumée :

La spontanéité des maladies spécifiques n'est en quelque sorte qu'une erreur d'optique. Oui, la ma-ladie spécifique reconnaît toujours et nécessaire-ment une cause spécifique ; seulement, cette cause peut naître spontanément. Il est des cas où la cause spécifique, virus, miasme, est extérieure et attaque l'organisme de dehors en dedans ; dans ces cas, la cause spécifique provient d'un organisme malade, et, rencontrant un organisme sain, elle s'y sème, germe, se reproduit et se multiplie, supportant ainsi tout le développement morbide. Dans d'autres cas, la cause spécifique de la maladie n'est pas extérieure mais intérieure ; sous l'influence de causes occasionnelles diverses, elle naît spontanément au sein de l'organisme non atteint encore par la maladie spécifique ; ainsi créée, la cause spécifique attaque à son tour l'organisme, et devient cause déterminante de la maladie spécifique. Toute la différence entre cette conception pathogénique et la précédente se rapporte à l'origine même de la cause morbifique : ici, elle se forme spontanément au dedans, là, elle existe d'abord en dehors de l'organisme ; en sorte que l'une est obligée d'entrer dans l'organisme pour y déterminer ensuite la maladie spécifique, tandis que l'autre, établie d'emblée comme à l'intérieur de la place, n'a pas besoin d'effectuer cette migration pour agir.

Telle est donc cette doctrine étiologique : dans la maladie spécifique, dite spontanée, ce n'est pas la maladie qui naît spontanément, évolue ensuite, et aboutit au produit spécifique, virus ou miasme : c'est la cause spécifique qui, préalablement à la maladie , est spontanément engendrée ; il y a génération spontanée du virus et du miasme ; la maladie vient en second lieu , produite à son tour par ce premier produit créé sans elle ; elle marche enfin, multiplie le virus spontané qui a été sa cause première ; et de la sorte on peut toujours assimiler la maladie spécifique à une espèce végétale ou animale qui se sème et lève de germes.

Cette conception , lorsqu'elle sortit d'un conflit d'opinions opposées , reçut ou parut recevoir l'assentiment de MM. Bouillaud , Guérin , Bouley ; et ce dernier résuma le débat en ces termes : « J'accepte volontiers la conciliation. Je laisse de côté la question de doctrine. Si j'ai fait une certaine résistance à M. Bouillaud , c'est que M. Bouillaud contestait ce fait expérimental , à savoir, que la morve se développe sous l'influence de certaines mauvaises conditions hygiéniques, telles que l'encombrement, la fatigue, une alimentation insuffisante , etc. M. Bouillaud s'explique , et accorde que les causes générales donnent naissance non point à la morve , mais au virus d'où la morve procède. Fort bien. Je ne demande pas mieux que de me ranger à cette opinion , qui , au fond , ne diffère pas de la mienne. » M. Leblanc donna son adhésion à cette doctrine ; dans la presse médicale, M. Dechambre s'y rallia, tout en en affaiblissant les contours dans un habile exposé.

Cette pathogénie n'éclairait pas seulement l'éclosion des maladies spécifiques spontanées ; elle servait également à dévoiler les obscurités de l'origine première des maladies spécifiques , même de celles qui aujourd'hui ne se transmettent plus que par contagion. Ce ne sont pas ces maladies qui ont été originairement créées, laissant , pour triste reliquat de leur évolution , des germes inconnus avant elles ; non , ce sont les germes eux-mêmes , les virus et les miasmes , qui sont primitivement éclos par une génération spontanée, sans doute active et multiple. C'est l'idée que parait formuler M. Trousseau dans sa *Clinique Médicale* : « Le germe morbifique , écrit-il , dont la première génération a été nécessairement spontanée , va se reproduire dans l'organisme , qui fournira à son tour des germes absolument semblables au premier , susceptibles désormais de propager l'espèce morbide comme se propagent les espèces végétales, produisant toujours chez les individus qui les reçoivent , les mêmes effets que chez ceux d'où ces germes étaient sortis , et pouvant ainsi se transmettre indéfiniment sans changer de nature » (page 486).

Pour mesurer la portée de cette doctrine étiologique et des interprétations pathologiques qu'elle appelle, il ne faut pas se borner à un énoncé général , mais appliquer la doctrine à des cas particuliers, et interroger les conséquences successives qui

en découlent. Considérons à ce point de vue l'étiologie de la rage et de la morve, maladies essentiellement spécifiques, et dont la spontanéité est à peu
près unanimement acceptée. Pour justifier l'axiô-
me, sans cause spécifique point de maladie spécifique, on doit admettre que, lorsque la rage et la
morve se déclarent spontanément, les virus rabique et morveux se forment dans l'organisme de l'a-
nimal, non par la maladie spécifique ou par une
maladie autre et antécédente, mais avant et sans
maladie spécifique ou autre. Or, que le même
virus pénètre du dehors, ou que d'emblée il siége
à l'intérieur du système organique, sa nature ne
change pas, et ses effets demeurent comparables ;
la maladie qu'il provoquera devra se manifester
avec des périodes et une évolution identiques dans
un cas comme dans l'autre. Transmis ou né spontanément, le virus avant de déterminer la maladie
avec tous ses caractères symptomatiques, exercera
donc, dans tous les cas, une action latente qui ne
troublera pas sensiblement l'état physiologique, et
cela durant toute cette période de la maladie qui a
reçu le nom d'incubation. Il suit de là, en nous
reportant aux cas particuliers que nous avons
choisis, que, dans la rage et dans la morve dites
spontanées, le virus naîtrait au sein d'une économie parfaitement saine, sans aucune altération
appréciable des tissus et des humeurs ; car ces

affections spécifiques et les troubles divers qui les
accompagnent, doivent venir du virus, et cependant ne se montrent qu'après une incubation qui
garde tous les signes extérieurs de la santé. Ces
virus ne sont donc pas le produit de troubles morbides antécédents et d'altérations organiques; puisque ceux-ci, quand ils existent, dépendent de la
maladie spécifique, laquelle a besoin, pour être,
de sa cause spécifique, le virus; de la sorte, se trouvent réfutées ces prétendues altérations des humeurs, engendrées par les causes communes, et
engendrant à leur tour des causes spécifiques;
hypothèses gratuites avancées par les savants académiciens dont nous citions les noms plus haut, et
que l'étude attentive des faits dément ouvertement.

Mais pourquoi les virus ne naîtraient-ils pas insidieusement, dans le calme apparent des fonctions
organiques? Comment concevoir, répondrons-nous,
une telle origine? Quoi! un virus, cette expression
suprême de la maladie la plus complète et la plus
essentielle, ce produit et cette fin de l'évolution morbide la plus fatale et la plus régulière, pourrait
aussi se former obscurément, sans cause directe, et
avant aucune élaboration pathologique appréciable! N'y a-t-il pas fait contradictoire à admettre que
tantot la nature cache, dans le silence, des opérations
que tantôt elle effectue par un grand déploiement
de forces et de phénomènes tumultueux?

Nous avons des contradictions à signaler plus étranges encore. En vertu de quelle puissance surgiraient de l'organisme ces créations spontanées de germes ? Quoi ! on refuse d'admettre, comme contraire à la logique, qu'une maladie spécifique, qui après tout n'est pas un être, mais un simple mode, puisse se déterminer sans cause spécifique directe, et on admet ensuite, sans difficulté, que des germes, des virus, c'est-à-dire, des entités que l'on déclare positives et douées du pouvoir créateur ou reproducteur, se créent d'eux-mêmes, ou du moins sous des influences générales et communes, étrangères quant à leur nature au produit qu'elles engendrent ! Pourquoi n'éprouve-t-on plus le besoin d'une cause spécifique pour créer les agents spécifiques ? Pourquoi ne pas invoquer la même logique, dans un cas comme dans l'autre ? Où est la condamnation rationnelle de la spontanéité de la maladie spécifique, qui ne soit la condamnation de cette spontanéité du germe ou du virus ? Et même ne doit-on pas reconnaître que la première possède une puissante raison d'être, que ne saurait invoquer la seconde. L'économie vivante, en effet, est un centre permanent d'action et de génération ; ses fonctions normales comme ses modes anormaux sont son œuvre propre, et la maladie spécifique peut être considérée comme l'un de ces modes, émis en vertu de sollicitations diverses.

Sans aller plus loin pour le moment, n'entrevoit-on pas là le principe d'une pathogénie applicable à toutes les entités nosologiques, spécifiques ou non ? La spontanéité vivante n'apparaît-elle pas comme la source commune de tous les modes accidentels et de toutes les fonctions régulières de l'économie? Ces analogies subsistent-elles quant à la production spontanée des germes et des virus ? Quel est le produit normal, excrémentitiel ou de sécrétion fonctionnelle, qui ne soit l'aboutissant d'un travail physiologique manifeste et suivi ? Quel est le produit pathologique commun qui ne réponde à une suite déterminée d'actes et de mouvements morbides ? Or, les germes spécifiques feraient exception, et seraient sans analogues dans leur formation spontanée ! Où trouver l'action qui engendre ces germes, puisque ceux-ci ne sont plus la conclusion mais le commencement d'une suite ordonnée d'actes pathologiques ? Rien donc n'explique et n'appuie cette génération spontanée ; tout la condamne, même la fausse logique et les raisons superficielles invoquées pour repousser avec dédain la spontanéité possible des maladies spécifiques.

Nous n'avons exposé ces hypothèses que pour montrer à quelles subtilités étiologiques conduisait la doctrine de la maladie spécifique communément adoptée. L'idée de germe et d'ensemencement donnée comme support à l'idée de spécificité, ne pouvait s'accommoder à la notion de spontanéité, ou du moins devait reporter celle-ci au delà et en dehors de la maladie, afin que le pathologiste put maintenir cette dernière dans sa vérité rationnelle.

Toutefois, la doctrine de la spontanéité des virus substituée à la spontanéité des maladies spécifiques, ne semble pas avoir conquis dans la science des adhésions durables. Née en un jour de conflit, elle s'est éteinte avec les derniers bruit de la discussion. C'est à la négation absolue de la spontanéité spécifique que tendent les efforts de la plupart des expérimentateurs. La contagion, sous ses formes diverses, telle est, dit-on, la seule étiologie scientifique de la spécificité, et celle dont l'avenir démontrera l'universelle réalité. M. Chauveau, dans un remarquable mémoire lu à l'Académie de Médecine, et qu'il intitule hardiment : *Production expérimentale de la vaccine naturelle improprement appelée vaccine spontanée*, exprime avec une énergique conviction ces aspirations, ces vues à priori de la science expérimentale :

« S'il y a des lois physiologiques, dit-il, que deviennent-elles en présence de la possibilité du développement spontané des maladies virulentes?..... L'obscurité règne encore, il est vrai, sur la plupart des points relatifs au mode d'évolution et aux conditions accessoires du développement des maladies virulentes. Mais la précision des faits déjà connus, la certitude avec laquelle on les reproduit expérimentalement, quand on se place dans les conditions convenables, donne la mesure des conquêtes précieuses que l'avenir nous réserve dans ce champ d'exploration si vaste et relativement si peu exploité. Le physiologiste y trouve à se mouvoir à l'aise. Sans vouloir établir une assimilation forcée, il sent que l'histoire naturelle des virus peut être faite par les méthodes rigoureuses applicables à l'histoire naturelle des êtres, et cette comparaison le porte instinctivement à *considérer comme nécessaire, dans le développement des maladies virulentes, l'intervention des germes spécifiques.* Cette pensée le domine et l'inspire dans ses recherches, car elle le place sur un terrain où il trouve l'ordre et la constance, c'est-à-dire, des lois, ou tout au moins un ensemble de faits qui deviendront des lois, quand ils seront sortis du domaine de l'observation empirique pure.

« Ai-je besoin de dire l'atteinte grave que la possibilité du développement spontané des maladies contagieuses porterait aux principes sur lesquels la physiologie des virus est en train de se constituer ? Plus de lois régulières alors. A la place, des règles pleines d'exceptions, c'est-à-dire le chaos dans la science ou la négation de la science qui serait obligée de se constituer sur de nouvelles bases, pour ramener les lois du développement par germes aux lois du développement spontané, et pour démontrer la similitude des procédés intimes employés par la nature dans les deux modes d'évolution. Or, s'il fallait s'en rapporter aux apparences, ce serait à cette déplorable situation que serait condamnée la science biologique. » La question est, on le voit, nettement posée, et ces déclarations ne tiennent aucun compte du subterfuge qui se borne à déplacer la spontanéité. Qu'importe, en effet, qu'on enlève la spontanéité d'un côté, pour la relever exagérée de l'autre? Le sacrifice entier de la spontanéité est seul propre à rétablir la situation compromise de la science.

Il reste, il est vrai, aux partisans absolus du germe et de la contagion à expliquer l'origine première des maladies spécifiques. C'est une difficulté. La contagion suppose toujours un organisme malade qui crée le germe ou miasme contagieux. Or cette maladie primitivement créatrice, d'où provient-elle? Dire que cela se perd dans la nuit des temps n'est pas répondre, d'autant plus que cette nuit n'est pas si profonde, et ce passé si éloigné de nous, que l'on ne puisse y pénétrer. L'histoire nous montre des temps où telle maladie spécifique n'existait pas, et ce sont précisément les plus franchement spécifiques qui semblent les plus récentes, ou celles du moins dont l'apparition première et sans antécédents n'est pas douteuse, à un moment déterminé. Comment donc interpréter la maladie spécifique originelle? D'où seraient venus les premiers germes sans lesquels on affirme que la maladie ne saurait éclore? à une telle question, les pathologistes qui assimilent l'espèce morbide spécifique à l'espèce naturelle proprement dite, peuvent répondre que toutes les créations d'espèces sont incompréhensibles, ou du moins ne relèvent pas de la science, et qu'il n'y a pas à s'en préoccuper. Telle est la pensée exprimée par M. Chauveau : « Il doit être bien entendu, dit-il, qu'il ne s'agit point ici de l'origine première des virus, c'est-à-dire des conditions qui ont présidé à la naissance, à la première apparition des espèces morbides virulentes. Une telle question comme celle qui a trait à l'origine première des espèces animales ou végétales, se dérobe à toute solution prochaine, et se place, pour le moment, en dehors de nos moyens d'investigation. » Cette déclaration systématique et téméraire, malgré son apparente sagesse, met hors la sience et rejette dans les mystères de la création la cause originelle des maladies spécifiques, et sous ce rapport, affirme la séparation absolue du présent d'avec le passé.

Cette conception radicale de la spécificité amène nécessairement à considérer la maladie spécifique comme sans lien possible avec les maladies d'ori-

gine commune, et lui attribue une constitution
fixe, invariable, comme celle de l'espèce animale et
végétale. Une maladie de même nom nosologique et
de même origine occasionnelle ne saurait, par conséquent, tantôt rester maladie commune, tantôt
devenir maladie spécifique; elle est toujours ou
n'est jamais spécifique. Ainsi, par exemple, l'érysipèle, la fièvre puerpérale, la méningite, sont ou
ne sont pas des maladies contagieuses et spécifiques; il n'est pas admissible que ces maladies ici
émettent des germes, là demeurent stériles. Car,
il y a entre les affections produites et productrices
de germes et celles qui viennent de causes communes, la différence de nature la plus profonde que
le nosologiste puisse imaginer. Des maladies ne
peuvent former une même espèce nosologique, et
s'éloigner, cependant, par tous les caractères essentiels, par ceux que déterminent et la cause et la fin
des actes pathologiques. Dans le système des germes
ou des causes spécifiques, ce n'est jamais le terrain
vivant qui de lui-même, et suivant ses conditions
propres, engendre la spécificité, de telle façon qu'il
serait apte à rendre spécifiques les maladies ordinairement communes; non, c'est la cause spécifique, déposée sur le terrain, qui y fait lever l'affection spécifique; et on doit regarder comme une
hérésie cette opinion que certains organismes pos-
séderaient la faculté d'élever les maladies qui les

frappent, à des degrès supérieurs, de façon à les porter jusqu'à la spécificité, point culminant de l'entité morbide.

J'ose dire que tout l'ensemble d'opinions que je viens d'exposer, est contraire aux vérités fondamentales de la science et aux faits positifs d'observation. Il n'y a pas entre la spontanéité et la spécificité l'antagonisme profond, l'abîme infranchissable, que l'on évoque pour les besoins d'une logique systématique. Les lois essentielles de la vie repoussent et les interprétations étroites qui nient la spontanéité morbide, et les enseignements communément accrédités sur la spécificité. Ces notions, ramenées à leur sens légitime, loin de s'exclure s'accordent en d'infinies proportions, s'associent en une union que l'on ne peut dissoudre sans les sacrifier elles-mêmes. La spontanéité intervient dans tout état spécifique ; elle en est le soutien nécessaire et l'agent créateur, quelle que soit d'ailleurs l'origine occasionnelle de cet état. Non seulement les maladies franchement et toujours spécifiques peuvent souvent naître sans cause extérieure spécifique, mais encore la spécificité peut marquer une maladie commune, et être l'aboutissant d'une évolution morbide qui, en d'autres circonstances, lui demeure étrangère. Ainsi une même entité nosologique peut être ou n'être pas spécifique ou conta-

gieuse, suivant l'intensité des circonstances occasionnelles, suivant les conditions propres du terrain
organique, affecté et réagissant.

Nous voudrions mettre en lumière ces vérités
pratiques, méconnues ou mal comprises. Il ne
suffit pas de les énoncer comme faits acquis à l'observation ; il faut dissiper au préalable l'idée systématique qui les rend contradictoires. L'éclectisme
et l'indifférence doctrinale sont mortels à tout ce
qui s'inspire d'eux ; les alliances d'idées et de faits
non soumises à une unité supérieure qui les
domine et les légitime, se dissolvent bientôt et
demeurent sans valeur dans la science. Il faut ramener les enseignements donnés sur la spontanéité et
la spécificité morbides à une doctrine qui en livre
le sens véritable, et qui concilie, en les transformant, les opinions divergentes. C'est cette doctrine
que je voudrais exposer, et traduire dans toutes ses
évidences. Bien comprises, les notions de spontanéité et de spécificité, au lieu de s'éloigner et de
s'obscurcir dans le courant des faits particuliers,
se rapprochent et s'éclairent à chacun de ces faits ;
les contradictions que les apparences suscitent,
s'évanouissent pour laisser la place à l'harmonie et
à l'unité. La spontanéité recèle et soutient la spécificité, et celle-ci, en vivant dans la première, y
puise ses caractères réels ; les distinctions arbitraires s'effacent entre les deux, sans effacer les dis-

tinctions positives. La science, dès lors, et la physiologie ne sont plus démenties, mais affirmées, par la clinique; les lois régulières, que demande avec raison M. Chauveau, se dressent dans leur invincible force; les règles pleines d'exceptions, le chaos dans la science, qui révoltent ce savant expérimentateur, disparaissent comme de chimériques fantômes, ne laissant d'autre témoignage que celui-ci, trop souvent renouvelé dans notre histoire, à savoir, que les exceptions et les contradictions apparentes dans les faits sont le résultat et le signe de l'erreur dans les doctrines.

La spécificité est le dernier terme et la fin réelle de cette étude. Pour y marcher avec sûreté, nous aurions d'abord à interroger la spontanéité morbide, dont la spécificité n'est qu'un mode particulier. Mais nous ne pouvons pleinement connaître les caractères essentiels de la maladie que par les caractères essentiels de la vie. La spontanéité morbide n'est que le reflet, concentré et puissant il est vrai, de la spontanéité vitale, loi suprême de tout ce qui vit. Nous commencerons donc par l'étude de cette spontanéité vitale, nous examinerons ses formes et ses conditions diverses dans la série animale, ses rapports avec le monde extérieur et inorganique. Nous irons de là à la spontanéité morbide, et nous fixerons les caractères principaux des maladies communes spontanées. Tout en paraissant délaisser la spécificité morbide, nous ne la perdrons cependant pas de vue, et c'est le regard fixé sur elle que nous tracerons l'histoire de la spontanéité de l'être vivant et malade. Forts de ces notions préliminaires, nous aborderons enfin les maladies spécifiques; et, soutenus par les lois nécessaires de la maladie, aidés de l'observation des faits nouveaux qu'offrent les maladies spécifiques, nous pourrons, sans témérité, fixer le sens véritable de la notion de spécificité morbide, déterminer les formes diverses et la pathogénie des maladies spécifiques, formuler les lois fondamentales de leur évolution.

Cette marche pourra paraitre lente; elle seule conduit au but, en nous apprenant pourquoi et omment on y arrive.

CHAPITRE II.

L'un des traits essentiels qui distingue le règne vivant d'avec le règne inorganique, c'est que le premier se partage en un nombre immense d'individus, dont chacun est une source indépendante de mouvements propres. Ces mouvements, sans doute, sont sollicités par des influences extérieures, et opérés au moyen d'instruments physiques ; mais ils ne reconnaissent d'autre cause effective que l'existence individuelle qui les produit et qui se manifeste par eux. Dans le règne inorganique, il y a des éléments distincts, des corps simples et des corps composés ; mais nul de ces corps ne saurait constituer un individu ; nul n'est apte à produire des mouvements qui lui appartiennent exclusivement, car nul ne s'isole du reste du monde inorganique, nul ne jouit d'une existence propre; tous se perdent dans l'ample sein de la matière et de ses formes diverses. Les corps inanimés ne sont pas inertes; rien de ce qui est n'est inerte; ils traduisent, comme effets, les forces générales de la matière; là se borne leur activité; c'est celle du tout dont ils font partie; aucune force propre ne leur donne une indépendance relative vis-à-vis du reste des existences, ne les constitue centre spécial d'actes, cause temporaire mais vive et affranchie, et qui tant qu'elle dure se déroule en une série non interrompue d'actes harmoniques.

Les corps inorganiques subissent et transmettent les mouvements qui les atteignent; ils ne créent pas du mouvement nouveau, ils n'engendrent pas des actes étrangers par leur nature au mouvement qui les frappe. Rien ne naît, ni ne périt dans l'ordre physique; tout naît et périt dans l'ordre vivant. Celui-ci est un incessant producteur d'actes qui n'existeraient pas sans lui, et, parmi ses actes, le plus frappant est certainement celui de la génération, qui reproduit et multiplie l'être vivant lui-même. Dans cet acte tout émerge des profondeurs de la force vivante, et les activités du monde physique ne prennent aucune part directe à son accomplissement. Aussi le règne vivant peut-il croître et étendre ses conquêtes sur le règne inanimé, sans rencontrer d'autres limites que la matière même à conquérir, que l'aliment extérieur qui convient à son activité. Le monde physique manque de ces moyens de développement et d'accroissement ; rien ne s'y perd, rien ne s'y ajoute ; il est immuable dans ses apparentes transformations. Mais, par compensation, l'être vivant s'use et se détruit par son évolution même ; son activité a ses limites dans le temps ; quand elle a réalisé le but pour lequel elle existe, elle décline et s'éteint ; l'être vivant meurt. Tout demeure éternel dans l'ordre inorganique ; il n'y a pour lui ni jeunesse, ni vieillesse, ni mort, de même qu'il n'y a ni génération, ni accroissement, ni activité individuelle.

Tout dans l'existence du monde organique et dans ses rapports avec le monde physique, est donc soumis à cette loi suprême de l'être vivant : la vie est créatrice de mouvements, elle est cause individuelle d'actes qui découlent de son incessante activité. Ces deux caractères lui sont nécessaires ; dès que l'être n'est plus individu, dès qu'il n'est plus créateur d'actes propres, il cesse de compter dans l'ordre vivant ; il rentre dans l'ordre inanimé. Ces caractères primordiaux de la vie, deux mots les traduisent : l'unité et la spontanéité. L'unité traduit cette constitution de l'être animé qui lui vaut une existence individuelle distincte de toute autre, soit congénère, soit éloignée de la sienne. L'être est un, et c'est par là qu'il est individu. La spontanéité désigne ce pouvoir qu'a l'être vivant de tirer de lui-même des mouvements par lesquels il évolue et se manifeste. Un mouvement spontané n'est pas sans cause ; c'est un mouvement qui trouve sa cause effective et prochaine dans l'être qui l'émet ; ce mouvement est par là même opposé au mouvement communiqué, reçu, transmis ; ici la cause du mouvement est en dehors de l'être qui le supporte, et sur lequel on l'observe.

De ces termes, unité et spontanéité, l'un suppose l'autre ; il n'y a d'unité qu'à la condition de la spontanéité. Comment l'individu vivant s'affirmerait-il devant l'observation, sinon en se manifestant par des déterminations qui viennent de lui, et qui témoignent de l'unité qui le crée et le régit ? Comment se décèlerait la spontanéité de l'être, si celui-ci n'existait pas comme unité distincte, se confondait avec l'ensemble des existences, ne se séparait pas comme existence individuelle du sein de la matière organique ou inorganique ? La spontanéité suscite donc comme son complément nécessaire l'idée d'unité ; elle demeure le caractère suprême de l'être vivant, et la vie pourrait se définir : une spontanéité réglée et incessamment créatrice.

Ces notions d'unité et de spontanéité contiennent en elles les éléments les plus féconds des sciences biologiques ; elles sont la clé vivante de la pathologie. Ce sont, cependant, les notions qu'une certaine science qui veut le progrès et ne le comprend pas toujours bien , repousse ou dénature avec une obstination passionnée.

L'unité de l'individu est niée sur ce fait qu'on ne saurait en montrer le siége. Or, une unité qui aurait un siége, un organe distinct dans l'être, pourrait-elle jamais constituer l'unité de l'être lui-même, et le propre de l'unité n'est-il pas d'échapper à toute localisation exclusive? L'unité n'est-elle pas la cause vivante elle-même , conisdérée dans l'un de ses immuables caractères? Affirmer l'être vivant comme une simple agglomération de cellules, ce qui est le dernier terme de l'analyse moderne, n'est-ce pas la plus vaine des images, n'est-ce pas reculer jusqu'aux plus infimes conceptions, et anéantir l'être dans une division sans terme, dans un émiettement puéril de la matière organique ?. Pourquoi ces cellules sont-elles agglomérées, pourquoi se multiplient-elles suivant un ordre déterminé, pourquoi se transforment-elles , se séparent-elles dans leurs attributions fonctionnelles, pourquoi leur ensemble se range-t-il sous un type invariable , sous des formes caractéristiques de l'espèce, pourquoi cette forme se transmet-elle indélébile par la génération, et comment une cellule fécondée contient-elle en puissance toute une évolution organique réglée et marchant à sa fin par d'infaillibles voies et d'irrésistibles impulsions ? Ces questions sont délaissées, sinon comme inutiles du moins comme inaccessibles et insolubles, la plus subtile analyse de la matière organique ne pouvant les aborder. Elles enferment en elles les lois fondamentales de la vie, et on prétend étudier et connaître la vie sans répondre à aucun des problèmes qu'elles soulèvent! Etrange aberration et profonde ignorance ! L'idée d'unité peut échapper, sans danger trop prochain, aux physiciens et aux chimistes ; car leur science ne s'occupe pas d'individus possédant en eux-mêmes le principe créateur de leurs actes et de leur existence extérieure ; mais le biologiste et le médecin ne frappent-ils pas au cœur leur science en la dépouillant de l'idée d'unité, sa vraie substance et son principe animateur? Qu'importent, sans cette idée, l'analyse, les secrets d'intime composition, les symptômes? Ce sont là les images extérieures, les phénomènes et les nombres, mais ce n'est pas la réalité tant que l'unité ne les féconde pas.

Ces vérités générales forment depuis longtemps la base des connaissances humaines ; elles sont le fond solide de toute synthèse philosophique, et l'esprit de système peut seul élever contre elles de vulgaires contestations. « Il n'y a que l'unité, dit l'un des plus grands écrivains philosophes du xviie siècle, elle seule est tout, et après elle il n'y a plus rien. Tout le reste paraît exister, et on ne sait précisément où il existe, ni quand il existe. En divisant toujours, on cherche toujours l'être qui est l'unité, et on le cherche sans le trouver jamais. La composition n'est qu'une représentation et une image trompeuse de l'être. C'est un je ne sais quoi qui fond dans mes mains dès que je le presse. » Et plus loin : « Plus on multiplie les nombres, plus on s'éloigne de l'être précis et réel, qui n'est que dans l'unité. Les compositions ne sont que des assemblages de bornes, tout y porte le caractère du néant ; c'est un je ne sais quoi, qui n'a aucune consistance, qui échappe de plus en plus à mesure que l'on s'y enfonce et qu'on y veut regarder de plus près. Ce sont des nombres magnifiques, et qui semblent promettre les unités qui les composent ; mais ces unités ne se trouvent point. Plus on presse pour les saisir, plus elles s'évanouissent. La multitude augmente toujours, et les unités, seuls véritables fondements de la multitude, semblent fuir, et se jouer de notre recherche. » Quel admirable langage, et combien ces lignes, qui ne sont écrites ni d'aujourd'hui, ni par l'un des nôtres, peignent au vif la situation actuelle de notre science, celle du moins que voudraient lui faire les systématiques nouveaux qui nous menacent. C'est qu'il n'y a que quelques vérités générales dans ce monde, et celui qui en a la pleine possession peut devancer les temps, et prévoir les lointains accomplissements des choses, d'où qu'elles viennent et quelle qu'en soit l'apparente variété. Les mêmes règles immuables dominent et conduisent tout.

La spontanéité vivante est méconnue au même titre que l'unité de l'être. Ces notions s'affirment mutuellement ; de même la négation de l'une entraîne la négation de l'autre ; ces deux erreurs, comme ces deux vérités, sont conjointes, et l'histoire de la science, dans le passé et surtout dans le présent, en témoigne hautement. Et en effet, quelles sont les conceptions de la vie directement opposées à l'idée de spontanéité vitale, sinon celles qui font de la vie un résultat des forces physiques de la matière ; ou qui considèrent la vie comme un simple mouvement communiqué à la matière ; ou qui repoussent toute étude intrinsèque de la vie, et qui professent que la science ne doit voir dans la vie qu'un ensemble de phénomènes. Ces idées de la vie, réalisant une même erreur sous des formes diverses, concluent toutes à la même négation, celle de la spontanéité vitale.

Et d'abord, comment comprendre la spontanéité de l'être, si la vie n'est pas distincte par sa nature, de l'ordre physique ; les mouvements organiques ne se séparent plus des mouvements communs de la matière ; les uns ne peuvent être plus spontanés que les autres. La vie, résultat, et non cause propre et distincte, s'anéantit dans le flux et le reflux général de la matière, dans la circulation continue des molécules et des atômes allant indéfiniment d'un règne à l'autre, sans rien perdre ni gagner dans ce silencieux et monotone passage. L'activité physique, donnée pour seule activité de la vie, est le refus direct de l'activité vivante, laquelle dépasse l'ordre physique, et se meut au-dessus de lui, pour un autre développement et pour une autre fin.

Quant à cette forme de l'organicisme, tellement ennemie de toute force et activité qu'elle ne sait même pas percevoir la force et l'activité physiques, il pourrait paraître inutile d'en parler, malgré l'autorité que lui ont valu, parmi nous, de longs enseignements. Mais le pur mécanicisme qui semblait vieillir, tend à renaître, comme toute erreur fondamentale ; et la vie est hardiment présentée, par des savants illustres, comme le résultat d'une impulsion mécanique imprimée à la matière. L'Ecole Allemande, celle surtout qui suit M. Wirchow, n'élève pas sa pensée ni son observation au-dessus de ce niveau, sous lequel rien ne subsiste de ce qui est vraiment vivant. Qu'on lise, en exemple, le discours prononcé par M. Wirchow au congrès des naturalistes allemands, et qu'il a intitulé : *Conception mécanique de la vie ;* après avoir établi que la vie est l'activité de la cellule, et que ses caractères sont ceux de la cellule, après avoir établi que la cellule n'est qu'un véritable corps composé de subs-

tances chimiques déterminées, M. Wirchow ajoute :
« La cellule vivante n'est donc qu'une partie exis-
tant par elle-même, dans laquelle des substances
chimiques communes, douées de leurs propriétés
ordinaires, sont disposées d'une manière particulière, et prennent une activité conforme à cette disposition et à ces propriétés. Cette activité ne peut
être qu'une activité mécanique. C'est en vain qu'on
s'efforce de trouver une opposition entre la mécanique et la vie ; l'expérience nous conduit toujours
à la même conclusion : la vie n'est qu'un genre
particulier de mouvement de substances déterminées, qui se mettent en activité par une nécessité
intérieure, lorsqu'elles subissent une excitation,
une *impulsion*. » L'auteur souligne ce dernier mot
pour bien montrer que c'est le mot significatif, que
l'excitation n'est en réalité qu'une impulsion et
rentre dans l'ordre mécanique pur. Quand donc
un corps physique reçoit une impulsion, on pourrait, d'après ce langage, dire qu'il est excité ; pareillement, le sentiment et la pensée, les appétits
organiques et la libre raison, la génération elle-
même sont déclarés des impulsions mécaniques.
Toutes les facultés de l'être deviennent le résultat
de ressorts intérieurs, mis en jeu par des mouvements transmis du dehors. La spontanéité qui,
avec l'unité de l'être, constituait le fond résistant
de la conscience médicale universelle, n'est qu'une

illusion ; il faut dorénavant rayer ces mots, leurre brillant de nos origines, déception de notre âge mûr, obstacle à nos destinées progressives. Le savant d'aujourd'hui peut s'écrier, avec un orgueil que le médecin de Molière ne connaissait pas : Nous avons changé tout cela !

Considérer la vie comme un ensemble de phénomènes, délaisser toute recherche sur la constitution même de cet ensemble, abandonner l'être pour l'apparence, la cause pour l'effet, est, cependant, un dernier progrès qui nous est actuellement offert sous le nom de positivisme. La raison avancée pour motiver ce progrès est que l'être ou la cause ne se perçoivent pas par les sens, que le phénomène tombe seul sous nos atteintes directes, et que nous n'avons pas le droit de le dépasser ; car nous ne saurions le faire qu'en créant des entités factices, des êtres métaphysiques, qui ont toujours entravé la libre recherche des faits, et par conséquent la marche en avant de la science. La spontanéité vivante est donc bannie du cercle étroit où l'on prétend enfermer nos connaissances ; la spontanéité, en effet, appartient à l'être réel et proscrit, et non aux apparences successives ou accumulées, aux purs phénomènes, quelque mobilité qu'on leur suppose. Les phénomènes vont et viennent, paraissent et disparaissent, se transforment ou se nuancent de mille façons ; c'est là le sujet véritable de la science. Poursuivre le lien de ces apparitions et de ces transformations, rechercher une unité à travers cette succession de manifestations confuses, se demander si les unes et les autres ne traduiraient pas les déterminations et les actes spontanés d'un être, c'est courir à l'hypothèse, puisque l'être nous échappe de soi et n'est pas de notre domaine. Si d'ailleurs l'on sort de cette réserve, et on en sort souvent, c'est pour se livrer à une décomposition analytique de la matière organique, et y chercher l'unique raison des faits vitaux. Or, par cette voie, l'on rentre dans les données organiciennes et mécanicistes auxquelles, dès l'abord, on avait semblé ne pas vouloir se soumettre; l'on dément ainsi l'impartialité affectée vis-à-vis des systèmes, pour devenir systématique à son tour. Au reste, il n'importe; que l'on s'enferme dans le phénomène, ou qu'on en demande la cause aux seules forces physiques, on se donne, pour sujet d'étude et d'analyse, un organisme qui n'engendre plus ses actes en tant que cause individuelle et propre; cet organisme n'est plus spontané; il appartient tout entier aux lois générales de la matière et aux conditions du milieu qui l'entoure.

Nous exposons plutôt que nous ne réfutons tous ces sophismes biologiques. Une réfutation nous conduirait à tout un examen des doctrines médicales. Les questions de doctrine se tiennent étroitement, et poser les unes, c'est poser les autres. La spontanéité touche à tout dans la vie; elle est la vie elle-même considérée dans sa cause prochaine et réelle, dans sa fin, dans son unité, dans ses rapports avec le monde extérieur, dans ses conditions, enfin, d'excitabilité et d'action. Ces questions mères, nous les avons résolues dans nos *Principes de Pathologie générale*, en nous appuyant sur la double base de l'observation des faits vitaux, et de l'étude des données fondamentales de la connaissance scientifique. Les solutions que nous avons fournies, et auxquelles nous renvoyons, sont conformes d'ailleurs à cet esprit de tradition qui assure le progrès, loin d'y contredire. Aussi avons-nous la confiance qu'elles sont destinées, non à passer comme des opinions téméraires, mais à durer à travers la mobilité des expérimentations et des théories que chaque jour enfante et voit disparaitre. Telle est, quoiqu'il en semble à des esprits superciels, la condition de notre science: d'un côté, fixité dans les principes, immutabilité dans la doctrine; de l'autre, observations nouvelles, théories variables, transformation et accroissement incessant du fond expérimental.

La spontanéité de l'être peut, du reste, se passer de longues démonstrations doctrinales: elle a pour elle, malgré toutes les contestations apparentes, cette force intime qui subjugue et entraîne un assentiment universel. Ceux mêmes qui la refusent en science, l'acceptent en pratique. Il n'est pas, en effet, une conception systématique de la vie, même la conception mécanique de **M. Wirchow**, qui ne trahisse une lutte inégale entre l'erreur qui s'affirme en vain et la vérité qui reparait quand même. On a beau dire, la vie n'est que l'activité physico-chimique ou qu'un mouvement communiqué, on parle en même temps de faits irréductibles à cette activité et à ce mouvement. La cellule elle même à laquelle on veut réduire toute vie, on la reconnait spontanée dans ses actes les plus essentiels, dans celui, par exemple, de la génération, de la prolifération cellulaire. Quel est l'acte physico-chimique, quel est le mouvement communiqué qui donnera jamais l'idée de la génération ? La génération n'est-elle pas la pleine spontanéité s'imposant avec un irrésistible éclat ? Or, la génération est le caractère essentiel de l'animalité ; elle en résume toutes les facultés en les élevant à leur plus haute puissance. Que d'autres assertions contradictoires aurions-nous à signaler ! Tout se choque et s'entre-détruit dans le chaos d'idées qu'enfantent les hypothèses mécanicistes ; il n'est pas un essai de démonstration qui ne s'y retourne contre lui-même. A travers la phraséologie barbare ou confuse dont s'enveloppe, comme d'un voile protecteur, l'exposé vacillant de ces erreurs, on voit toujours poindre une contradiction mal déguisée, dont le revêtement tombe à une interrogation ferme et sincère.

La spontanéité n'est pas une faculté toujours et partout pareille dans la série vivante. Enveloppée d'ombres dans le règne silencieux et immobile des végétaux, obscure encore dans les rangs inférieurs où s'ébauche grossièrement l'animalité, se dégageant peu à peu à mesure que montent les degrés de l'ordre vivant, éclatante enfin dans les degrés supérieurs de cet ordre, la spontanéité se produit à des puissances et sous des formes infiniment variables. Mais, quelque soit son abaissement ou sa libre énergie, la spontanéité existe toujours et donne à l'activité vivante sa marque suprême. Le végétal, dans ses actes de germination et de croissance, a sa spontanéité lente et cachée, mais réelle. C'est de lui-même, de sa force propre que le germe tire son pouvoir de développement sous certaines conditions de chaleur, de lumière et d'humidité. Quelque importantes que soient ces conditions, elles n'engendrent ni ne produisent directement la germination, l'accroissement, la floraison du végétal. Ces actes essentiels de sa vie, c'est le végétal lui-même qui les conçoit et les accomplit ; il rencontre dans le monde extérieur et y puise des éléments favorables ou hostiles à sa fin ; mais la raison même de son développement reste tout intérieure, elle lui appartient, elle est le principe de son être et de toutes ses manifestations.

La spontanéité se développe dans l'animalité, et s'accuse en traits plus nombreux et plus saillants. L'intensité et l'affranchissement de sa spontanéité montrent la place conquise par l'espèce dans l'échelle animale. Si l'homme est à la tête du règne vivant, c'est par la plénitude et les aptitudes étendues de sa spontanéité; nul être animé n'est plus que lui maître de ses déterminations, nul en même temps n'éprouve des susceptibilités plus variées et plus délicates, des émotions plus intenses et plus personnelles.

Si on analyse la spontanéité animale, on voit qu'elle est représentative de toutes les modalités spontanées de la vie qui occupe les degrès inférieurs à celui auquel on est parvenu. En conséquence, l'animal complet présente d'abord cette spontanéité de formation et d'accroissement qui se rapporte à la vie de nutrition, à la vie végétative, commune au règne végétal et au règne animal. Cette spontanéité de la vie végétative est plus ou moins active, sa direction varie suivant l'espèce à laquelle elle est attachée; mais ses facultés fondamentales demeurent toujours identiques; elle est soumise à l'influence immédiate des milieux; elle suit une marche réglée, sans tendre à l'affranchissement, à l'action libre. En outre de cette vie exclusivement

végétative, l'animal possède la vie de la sensibilité
organique, celle des instincts affectifs et raisonnés,
et celle du mouvement volontaire, par laquelle il
sent et se meut, par laquelle il dirige ses sensations, poursuit les satisfactions de ses passions,
cherche, veut et agit. Sous ces formes nouvelles, la
spontanéité grandit, et porte en elle l'empreinte
visible de l'unité vivante qui la met en jeu. Toutefois, dans ce monde nouveau de la sensibilité animale, tout ne s'élève pas au même degré de spontanéité; tout ne tend pas à un égal affranchissement des conditions du milieu, soit extérieur, soit
intérieur. Ainsi la sensibilité de la vie organique,
qui trouve dans le grand sympathique son centre
principal, présente une spontanéité plus obscure et
plus soumise que celle qui appartient à la vie de
relation, dont le centre est l'axe cérébro-spinal. La
spontanéité des fonctions cérébrales est la plus
haute de toutes; elle cède, résiste, lutte, se dirige,
sans subir la domination des impressions reçues
du monde extérieur, tantôt y accédant, tantôt, au
contraire, se dressant contre elles, et leur opposant
l'énergie d'une réaction imprévue. Cette spontanéité suprême est d'autant plus intense que l'animal atteint à une constitution plus complexe et
perfectionnée. Au sommet de l'existence animale,
la spontanéité, par un dernier effort, semble se
dégager de tout lien, et surmonter toutes les résis-

tances, au point que ses déterminations parfois ne se rattachent à aucune influence étrangère, à aucune provocation directe ; elles surgissent alors sans que rien autre les motive que le soulèvement de la causalité interne et effective qui constitue l'animal vivant.

La spontanéité, dans l'ordre des fonctions et des actes qui appartiennent à la vie animale a pour caractère, non l'aveuglement, mais la fatalité. Il n'existe pas, entre la spontanéité vitale et la fatalité, cette opposition qui sert d'attaque vulgaire contre la première. Il n'y a jamais à donner à la spontanéité organique la clairvoyance, ou la prévision, et l'intelligence de ce qui peut être utile en telle ou telle circonstance. L'être vivant tire de soi toutes ses déterminations, actes et produits organiques, suivant des lois fatales, attachées à son être, et qu'il ne peut enfreindre. Tout est conçu en vue d'un plan général, dont le but est le développement ou la conservation de l'être ; mais rien n'est délibéré en vue d'un cas particulier, et il peut se faire que les actes ordonnés dans l'harmonie générale des choses soient contraires aux conditions spéciales où se trouve accidentellement placé l'organisme.

Cette fatalité, comme la spontanéité, a ses degrés, mais en sens inverse de celle-ci. Elle est absolue dans la vie végétative, et dans les rangs inférieurs de l'animalité où cette vie occupe une si large place ;

elle tend à s'amoindrir dans les rangs élevés de l'animalité, où les actes de la vie de relation se multiplient et s'étendent. La vie végétative de l'animal supérieur conserve, il est vrai, son caractère fatal, quel que soit le perfectionnement de l'être auquel elle sert de base; ses œuvres demeurent nécessaires, calculées pour le plan général, obéissant à des lois invariables, bonnes pour la fin dont elles dépendent, indifférentes pour les besoins particuliers qui ne sont pas en harmonie avec elles. Mais la vie de relation, considérée dans sa progression ascendante, depuis les phénomènes de sensibilité organique jusqu'aux actes instinctifs, jusqu'aux facultés de mémoire et de comparaison relative qui appartiennent aux animaux supérieurs, cette vie perd, par degrés, de ses caractères de fatalité, pour se rapprocher de la spontanéité qui choisit et qui veut par elle-même, qui écoute ses propres émotions, et se décide sans faire dépendre ses décisions des circonstances extérieures et du milieu ambiant.

Toutefois cette fatalité, si elle diminue et se transforme, ne s'efface pas dans l'animalité pure; elle l'accompagne toujours, chaîne plus ou moins forte, dont les anneaux relachés permettent des mouvements plus étendus, mais qui ne se brise jamais, et retient l'être vivant qui la porte dans un cercle dont les limites ne sauraient être franchies. L'homme seul, dernier terme et couronnement de la série

animale, présente l'image d'une spontanéité libre.
Cette image ne s'offre pas dans ce que l'homme a
d'inférieur et de commun avec l'animalité. Dans sa
vie végétative, dans sa vie de sensibilité organique,
dans l'ensemble même de ses facultés de relation,
la spontanéité humaine reste empreinte d'une fatalité à peine affaiblie ; elle reste spontanéité animale,
et, par ce point, comme par tant d'autres, la physiologie de l'animal et celle de l'homme demeurent
communes et ne varient que par des nuances et des
développements de fonctions. Mais l'homme aborde
des régions inaccessibles aux autres êtres, celles de
la raison pure et de la volonté réfléchie ; l'homme
vit essentiellement d'abstractions et de déterminations prises en vue de ces abstractions ; il ne peut
ni penser, ni agir autrement, quoiqu'il en ait, qu'il
le sache ou l'ignore. Ici la spontanéité humaine
s'élève à une puissance inconnue partout ailleurs ;
elle nous conduit directement en face des mystères
profonds du libre arbitre. Il n'importe que des so-
phistes nient cette liberté, en invoquant tous les
obstacles qu'elle rencontre, toutes les influences qui
pèsent sur elle ; celle-ci s'affirme au fond de toute
conscience, et le témoignage universel maintiendra
cette éternelle affirmation.

Tel est donc le dernier terme de la spontanéité
vitale : la liberté humaine. Arrivés à cet aboutissant,
où se déploie en une glorieuse lumière le caractère

propre de l'humanité, nous devons nous arrèter,
car ce domaine de la libre spontanéité ne nous
appartient pas. Toutefois nous ne pouvions éviter
d'y porter au moins un modeste regard ; la physiologie de l'homme n'est pas désintéressée de sa haute
psychologie. Plus j'observe, plus l'homme moral,
ses grandeurs et ses misères, me paraissent impri-
mer à l'homme organique, sain ou malade, de profonds caractères, et donner à sa physiologie une
allure propre qui sans rompre les liens qui la
rattachent à la physiologie animale, ne permettent pas cependant de confondre les deux en une
identité réelle. Oui, l'homme vit, sent, réagit à sa
manière, et cette manière est en harmonie intime
avec sa vie intellectuelle, morale, affective. On a
beaucoup disserté sur les rapports réciproques du
physique et du moral ; et, dans toutes ces disserta-
tions, on tient le physique d'un côté, le moral de
l'autre, on recherche l'influence de celui-ci sur
celui-là, et de celui-là sur celui-ci, comme si une
telle séparation existait en fait, comme si l'homme
organique ne pensait pas, et comme si l'homme
qui pense pouvait se passer d'organes. Non; l'unité
est le fond et la raison de notre nature, le fond et
la raison de toutes les manifestations humaines;
c'est tout l'homme qui pense et qui veut, qui respire, qui sent, qui souffre; et si la liberté est le
caractère de sa vie la plus élevée, de sa vie morale,

ce caractère pénètre jusqu'à un certain point tous les actes de sa spontanéité vitale. Aussi, cette spontanéité, même celle qui tient à sa vie végétative, et gouverne ses actes nutritifs, semble-t-elle moins fatalement soumise aux conditions de milieu que celle de la vie nutritive des animaux; elle est plus indépendante, plus individuelle, plus idiosyncrasique. La vie animale de l'homme est, en ce point, supérieure à la vie animale de tous les autres êtres; elle participe de la nature, je dirai presque de l'élévation morale de l'humanité. Aussi la pathologie humaine est-elle riche en proportion; car les vices de la vie organique, comme ceux de la vie morale, se multiplient et croissent en raison des facultés diverses de ces vies, des besoins et des passions qu'elles ressentent et qu'elles satisfont.

Il faut donc que le médecin et le clinicien sachent bien que la spontanéité vitale aboutit par une marche lente, mais non interrompue, à la spontanéité morale et libre, et qu'elle garde de cette dernière un inaltérable reflet. Il doit se rappeler ce grand fait dans les tableaux divers que la pathologie déroule à son observation, pour qu'il pénètre le sens véritable de chacun de ces tableaux, et qu'il sache quelles émotions et quels besoins peuvent se cacher sous ces troubles successifs ou ces symptômes épars.

Tout ce qui naît, vit et meurt, tout ce qui conçoit

et agit, tout ce qui pense et veut, possède, sous des formes diverses. un caractère commun, la spontanéité. Mais cette spontanéité, raison de tous les mouvements et actes de l'animalité, n'implique pas que ces mouvements et actes soient sans cause, et qu'ils réalisent, comme on l'a prétendu, cette absurdité d'effets affranchis de toute dépendance causale. Loin de là ; la spontanéité vivante reconnaît à tous ses actes une étiologie autrement complexe et profonde que celle de la communication du mouvement dans les machines les plus savamment compliquées. Cette étiologie, en effet, embrasse les deux ordres de faits et de choses que contient en lui l'ordre vivant ; il y a plus, elle les traduit dans leur subordination harmonique, dans leurs inaliénables rapports.

La vie, en effet, est une cause propre, usant, pour des fins qui ne relèvent que d'elle, de la matière et des forces inorganiques qui existent au-dessous d'elle. Tout acte, toute opération vitale viennent donc de la vie ; celle-ci en est la cause véritable et prochaine, le principe effectif ; elle est la spontanéité créatrice qui se déroule en effets organiques, en fonctions, en manifestations harmoniques pleines de l'unité qui les engendre, convergentes vers le but final en vue duquel elles existent. Mais par cela que l'être vivant est cause de ses actes, il n'ensuit pas que ces actes ne puissent être sollicités, provoqués par des influences étrangères qui l'atteignent et l'impressionnent. Ces sollicitations, au contraire, l'enveloppent de partout, et nous allons voir qu'elles lui sont nécessaires, que sans elles l'activité vivante se consumerait sur elle-même, impuissante à trouver et à conquérir l'aliment dont elle a un incessant besoin. Ces influences provocatrices ne sont pas la cause réelle et prochaine des actes vitaux ; elles en sont la cause occasionnelle, la condition extérieure et physique ; elles représentent dans la constitution de l'être, le règne inorganique au-dessus et à l'aide duquel se développe l'ordre vivant. Quels rapports unissent ces deux ordres de causes et d'existences, comment la spontanéité vivante est-elle sollicitée par l'ordre inorganique ? Quelle action l'extérieur et l'inanimé exercent-ils sur l'intérieur et le vivant ? Questions capitales que l'on retrouve au fond de toute étude de la vie, de toutes les déterminations de l'être, régulières ou accidentelles. Les lois de la spontanéité et de la spécificité morbides ne sont que l'application particulière des solutions que comportent ces graves problêmes. Aussi ces solutions tiennent-elles la clé du sujet que nous voulons traiter ; en les fixant, nous fixons, dans ses principes, la notion de la spécificité elle-même : on s'en convaincra par la suite.

Le monde vivant plonge au sein du monde inorganique; c'est sur ce monde qu'il se développe et se réalise en une succession et en une forme visibles; c'est en lui empruntant et en lui rendant sans cesse qu'il maintient le mouvement continu d'absorption et d'élimination sans lequel il ne saurait subsister un instant. Mais pour que le monde vivant trouvât à utiliser le monde extérieur et à s'en emparer, il fallait qu'il pût l'aborder en le connaissant. Cette connaissance, le monde vivant l'acquiert par ses qualités fondamentales de sensibilité et d'excitabilité; il ressent le monde inorganique, est excitable par lui à des degrés divers. Ces excitations s'opèrent et pénètrent par le vaste ensemble de toutes les parties sensibles. Il n'y a pas que les cinq sens pour organes des sens. La physiologie moderne, suivant les traces de Bordeu, tend à étendre le nombre des sens internes, à les multiplier en proportion de tous les besoins organiques, à les particulariser dans l'intimité de toutes les fonctions générales ou spéciales de l'être. Chaque organe, chaque département vivant, chaque groupe cellulaire, chaque cellule, forme un sens véritable à l'égard du monde extérieur. L'être vivant le plus parfait est celui qui aborde l'extérieur par le plus de sens divers, et par les sens doués de perceptions plus exquises, et qui révèlent des faces du monde physique qui demeureraient inconnues à des sens rudimentaires ou moins nombreux. Toutes les fonctions de l'être impliquent une sensation, soit qu'on ait conscience de cette sensation, ou que la perception en demeure cachée dans les profondeurs de la vie organique. Cette sensation, à coup sûr, ne fait pas la fonction, elle n'en est pas la source active, ni le principe direct, mais elle en est la condition nécessaire ; elle constitue la provocation à l'acte. Cette loi domine tous les mouvements organiques, même la vie de nutrition, l'assimilation et la désassimilation qui agitent sans repos la matière vivante.

C'est donc dans les sensations éprouvées, qu'elles proviennent des sens internes ou des externes, que l'être vivant puise ses motifs de détermination et d'action. Supprimez, par hypothèse, la faculté de sentir, vous laisseriez à l'être organisé la puissance d'agir, mais vous immobiliseriez cette puissance, vous lui enlèveriez toute occasion, tout aliment, toute tentation de se manifester ; vous la suspendriez dans le vide, jouissant d'un vain pouvoir qui ne trouverait pas à s'exercer. La sensibilité de l'être et sa spontanéité se correspondent en réalité ; peu ou beaucoup de sensibilité, et peu ou beaucoup de spontanéité sont des facultés solidaires.

Le monde inorganique étant au vivant une occasion nécessaire, et une condition permanente d'exercice, demeure par cela même en dehors de ce dernier. L'être vivant ne saurait jamais trouver dans

les forces physiques une raison de lui-même, ou
de l'un de ses actes. S'il en était autrement, il ne
serait plus l'expression d'une causalité spéciale ; il
deviendrait un simple mode, une forme particulière
du physique.

Le physique n'a d'autre représentation dans le
vivant que les sensations que celui-ci en éprouve ;
tant qu'un fait suscité dans l'agrégat organique
demeure physique, ou est considéré physiquement,
il demeure fait étranger à la vie ; il n'a droit à
entrer dans les études physiologiques que comme
condition du fait vital, non comme raison et cause
de ce fait.

La vie, par cela qu'elle relève d'une causalité
propre, ne s'établit pas en hostilité vis-à-vis des
forces physiques. Loin de là, elle se développe à
leur aide, leur demande les conditions multiples
de son évolution. Cette loi est l'âme de la physiologie et de la pathologie ; elle doit rejeter dans l'ombre et définitivement remplacer les fausses interprétations, les préjugés si justement reprochés au
vitalisme ancien, et dont Bichat ne sût pas se
défendre dans ses considérations, si belles d'ailleurs, sur les *différences des forces vitales d'avec
les lois physiques*. Non, jamais l'être vivant ne
combat et n'altère les lois de la matière. La vie
n'enfante pas le chaos, et n'est pas venue pour
détruire rien de ce qui existait avant elle. Les lois

physiques que l'on croyait ennemies de la vie en sont, au contraire, le support, le moyen nécessaire ; mieux on les connaîtra, et mieux on connaîtra les conditions mêmes de la vie. Les lois physiques ne sauraient souffrir de prétendues hostilités, ni se transformer dans l'organisme vivant ; elles sont immuables ; la matière n'est rien sans elles ; organique ou inorganique la matière est identique à elle-même. Il est donc contraire à la nature des choses de dire que les lois physiques perdent de leur pouvoir sous l'action des forces vitales ; par contre, il n'est pas moins erroné de prétendre que les lois physiques rendent compte des phénomènes vitaux. Si ces phénomènes trouvent, en réalité, leur raison d'être dans les lois physico-chimiques, ce ne sont plus des phénomènes vitaux ; ce sont des phénomènes physiques. Les phénomènes physiques de la vie n'existent pas plus que les phénomènes vitaux de la physique ; les uns et les autres sont des outrages au bon sens, aux vérités fondamentales de la science, à l'observation pratique, au sentiment universel.

Tout acte, tout fait vital trouve donc dans la vie, sa cause propre, sa génération directe, et, dans le monde inorganique, son excitant, sa cause occasionnelle plus ou moins prochaine ou éloignée. Par conséquent, tout acte et fait vital demeure nécessairement spontané, c'est-à-dire, trouve dans l'être qui l'émet, son principe, sa cause, sa fin. L'être vivant peut être provoqué à l'acte, mais la réalisation de l'acte relève absolument de sa spontanéité. Si cette spontanéité résiste, si elle est frappée d'inertie, si elle est absorbée dans une autre suite d'actions organiques, on aura beau l'exciter, la provoquer même violemment à tel ou tel acte, cet acte ainsi sollicité ne se produira pas ; l'excitation demeurera vaine, et la spontanéité vivante silencieuse.

CHAPITRE III.

La spontanéité morbide est un corrollaire direct, une face particulière de la spontanéité générale et nécessaire de l'être vivant. Les lois fondamentales de la vie ne s'effacent, ni ne s'obscurcissent dans la maladie ; elles y prennent plutôt des saillies nouvelles et des formes plus saisissantes ; et cela, d'autant plus que les lois que l'on considère sont plus générales et plus essentielles à l'être, qu'elles le traduisent plus entier et plus parfait.

C'est ainsi que l'unité morbide est la vive image de l'unité physiologique et vivante. Certes, l'unité de l'être est un fait éloquent par lui-même, et il n'est pas une fonction qui ne lui emprunte son origine et sa fin ; elle est l'âme du nombre et de la succession des actes organiques.

L'évolution tout entière de l'organisme vivant qu'est-elle, sinon la manifestation incessante de l'unité qui l'engendre et la gouverne ? Cependant cette unité du tout vivant , quelques physiologistes , armés de la seule analyse , ont osé la nier , au profit de la vie cellulaire dont ils ont proclamé l'indépendance. Pour eux , il n'y a d'autre unité que l'unité de la cellule. L'unité vitale , ainsi conçue , se partage et se perd dans le nombre infini des unités cellulaires ; changée en multitude , on semble n'en conserver le nom que par un dérisoire respect. L'unité morbide résiste à ces délires de l'analyse ; ou , du moins , il faut nier la maladie elle-même , et l'invincible liaison des actes et symptômes morbides , pour refuser l'unité qui domine et constitue la maladie dans ses manifestations successives. C'est là , en effet, c'est à la négation radicale de la maladie , qu'ont abouti ceux qui ne trouvant pas à l'unité morbide , un siége , une lésion propre , ont refusé de l'admettre , la rejetant parmi ces hypothèses vieillies, dont la science moderne avait à secouer le fardeau. Suivant ces médecins, il n'y a que des lésions, des états organo-pathiques , avec des symptômes mécaniquement attachés à ces états. L'unité de la fièvre , l'unité d'une maladie fébrile, l'unité d'une affection diathésique sont des rêves , et la médecine fondée sur ces notions est tout entière à refaire ; par suite, il faut traiter de rêve ontologique et la fièvre , et la maladie fébrile, et l'affection diathésique , tant l'idée d'unité et celle de maladie sont attachées l'une à l'autre. C'est que la maladie concentre en une évolution rapide et inaccoutumée l'unité vivante ; elle en fait un spectacle émouvant qui nous pénètre plus fortement que le spectacle de la vie régulière et de ses harmonies constantes.

Il en est de même de la spontanéité morbide. L'être vivant, dans la maladie, est condamné à des efforts nouveaux et insolites ; il réagit, et soulève dans cette réaction un ensemble d'actes synergiques, qui mettent à découvert ce que sa spontanéité gardait de voilé et d'obscur dans les profondeurs de la vie nutritive. Non seulement, la spontanéité vivante subsiste dans la maladie et continue son œuvre accoutumée, mais elle a à accomplir tout un autre travail qui naît pour elle avec la maladie ; elle a à vaincre l'affection qui a frappé la vie, et à ramener l'harmonie dans les fonctions organiques, en suscitant, au milieu d'elles, un enchainement d'actes médicateurs, enchainement parfois long, difficile et douloureux.

Toute maladie de cause interne est nécessairement spontanée : car, la maladie étant fait vital, la vie peut seule l'émettre, la produire par sa spontanéité propre. Pour être non spontanée, la maladie exigerait que sa production s'opérât directement par les causes extérieures et physiques ; il faudrait que la maladie fut un prolongement de l'action physique à travers l'organisme, qu'elle fût, par conséquent de même nature que cette action. La maladie, si elle n'était pas spontanée, serait donc une lésion mécanique, ou une altération chimique de la matière organique. La maladie serait ainsi d'un autre ordre que la vie, à moins d'admettre que la vie elle-même ne soit d'ordre physique, et un résultat des combinaisons de la matière; ce qui est la négation des certitudes premières et fondamentales de la science. La maladie est donc une manifestation de la spontanéité vivante; elle est une affection propre de la vie. C'est là sa cause réelle. Toutes les altérations de tissus ou d'humeurs qui précèdent ou suivent l'affection, n'en sont que des conditions occasionnelles, ou sont un effet dû aux troubles vitaux suscités par elle. Ces dernières altérations dont l'ensemble constitue l'anatomie pathologique, quelque importance qu'elles présentent pour la pleine connaissance de la maladie, demeurent des effets qui permettent de remonter à la cause morbide génératrice, sans jamais elles-mêmes fournir cette cause.

Mais si toute maladie est de soi spontanée, si elle naît d'une détermination et d'une affection propre de la vie, si elle trouve dans cette affection sa cause véritable, il n'ensuit pas que la maladie soit sans rapport avec les conditions ou provocations extérieures qui entourent et impressionnent l'être vivant. Les rapports de la vie avec le monde extérieur sont incessants; et s'ils fournissent à l'une l'aliment qui lui est nécessaire, ils lui offrent trop souvent des conditions nuisibles qui troublent son activité régulière. Ces conditions nuisibles sont plus ou moins intenses, rencontrent un organisme plus ou moins sensible à leur action. Si leur intensité s'accroît dans une certaine mesure, si l'impression ressentie par l'organisme le pénètre dans sa vie fondamentale et trouble l'équilibre général des fonctions, ces conditions deviennent morbifiques; elles se transforment en causes occasionnelles de maladies. Une maladie spontanée peut donc reconnaître, et reconnaît, le plus souvent, des causes occasionnelles qui n'engendrent pas par elles-mêmes la maladie, mais qui la provoquent et la sollicitent à des degrés divers. La spontanéité de la maladie ne s'efface, ni ne s'affaiblit devant l'influence incontestable de telles causes; elle s'affirme, au contraire, devant et par ces causes elles-mêmes. Il n'est pas nécessaire pour s'en convaincre, de remonter aux notions de doctrine qui enseignent que le fait occasionnel ou physique n'effectue pas directement la maladie, n'est jamais la véritable cause morbifique; sans invoquer ces raisons supérieures, il suffit d'observer l'action même de ces causes occasionnelles, et de voir comment l'organisme supporte et traduit cette action.

Le caractère général de l'action des causes occasionnelles, en laissant de côté tout ce qui est traumatisme, est de ne pouvoir être prévu, ni calculable dans ses effets. Ainsi des causes occasionnelles identiques et agissant dans des circonstances comparables, suscitent des effets dissemblables, et parfois même opposés; tantôt elles ne se traduisent par aucun effet appréciable; en d'autres cas, elles entrainent des accidents redoutables, montrant de toutes façons une divergence inattendue, et qui, dans les sciences physiques, serait impossible à imaginer. Ces faits d'observation vulgaire prouveraient à eux seuls que ces causes ne sont pas la cause morbifique réelle, car la maladie produite doit être nécessairement en rapport avec la cause productrice; ils témoignent surtout, et avec une force irrésistible, que la spontanéité vitale subsiste dans le développement des maladies, et qu'elle n'est pas violentée et soumise par les agressions extérieures. Une même occasion morbide, le froid, l'humidité, la chaleur, une alimentation viciée, un exercice immodéré, des excès de régime, telle ou telle de ces influences diverses peut agir sur des individus placés dans des conditions de santé fort analogues; si cependant, les maladies qui surgissent sous la même influence sont complètement différentes, ne devra-t-on pas conclure que la vie pareillement sollicitée ne répond pas de même, qu'elle conserve sa spontanéité d'action, qu'elle se détermine et conçoit l'affection morbide, moins par l'agression extérieure que par sa propre disposition ?

Cette spontanéité morbide ne se décèle pas uniquement par ce fait que des maladies d'espèce différente surgissent sous une même occasion morbide, mais encore par ce fait, non moins considérable et plus constant, que l'intensité des maladies de même nom n'est nullement en rapport avec l'intensité de la cause occasionnelle. Et ce n'est pas seulement l'intensité, mais encore la forme de la maladie qui varie, quoique des variations correspondantes ne s'observent pas dans la cause extérieure. Ainsi telle cause occasionnelle intense provoquera une maladie bénigne et de forme commune, telle cause légère une maladie grave et de forme insolite. Ces faits se voient tous les jours, même dans ces maladies où la cause occasionnelle évidente et spécifique, comme dans les maladies par contagion, répond à une espèce morbide mieux définie qu'aucune autre. L'inoculation ou la contagion d'une variole discrète et simple peut donner lieu à une variole confluente, ou anomale et compliquée; et, par contre, cette dernière peut fournir la contagion de la fièvre varioleuse la plus discrète et la plus légère. Ces faits, quelle raison en donner, sinon que la spontanéité vivante se maintient et se développe dans la conception morbide, pour faire de la maladie un acte essentiellement personnel et spontané.

Quoique nul rapport ne se montre absolu entre la cause occasionnelle et l'affection morbide, et que la spontanéité de la maladie ne soit jamais obscurcie par une soumission constante ou entière vis-à-vis de l'agent provocateur, cependant on peut, en pathologie, distinguer les classes d'affections morbides d'après l'influence et le plus ou moins de certitude d'action des causes occasionnelles. Il serait presque permis d'établir une série naturelle des affections nosologiques sur ce principe de classification.

En commençant par les affections où les causes occasionnelles sont les moins spéciales, les plus variables, les plus éloignées de la maladie, nous aurions en tête la classe importante des affections diathésiques. Ici la spontanéité morbide apparait dans sa pleine puissance ; la maladie vient tout entière de l'individu ; elle lui est le plus souvent transmise par hérédité, ou atteint le germe dans son innéité. Ainsi incarnée, dès l'origine, à la vie propre de l'individu, l'affection diathésique demeure indépendante de tout fait occasionnel ; ou, si des chocs accidentels paraissent aider à son développement, ils n'y prennent qu'une part très subordonnée. L'accident peut bien marquer, en apparence du moins, le moment d'apparition de la maladie diathésique, mais il reste étranger à sa conception ; celle-ci couvait, prête à éclore sous la première influence ; et si nulle influence ne s'était offerte, la maladie n'en serait pas moins sortie des profondeurs vivantes préparées à l'émettre.

Dans ces maladies, toutes personnelles qu'elles soient, il y a pourtant des degrés, depuis celles dont le développement est fatal, indépendant de toute occasion, tant la spontanéité vivante est imprégnée du caractère morbide, jusqu'à celles dont le germe peut sommeiller indéfiniment, vieillir à l'état latent, ou ne sortir de ce sommeil apparent que sous l'action prolongée de causes occasionnelles puissamment provocatrices. Toutefois, même à ce dernier degré où la diathèse apparait sous des traits affaiblis, et où les incitations occasionnelles prennent une importance croissante, la première demeure l'élément culminant et causal ; les secondes restent impropres à engendrer la maladie. Les sollicitations extérieures les plus pressantes n'amènent pas l'organisme à créer une diathèse ; elles n'offrent jamais que des rapports indirects avec cet ordre d'affections, et on leur a trop souvent attribué un rôle prépondérant qui ne leur appartient pas. Ainsi, par exemple, la tuberculisation pulmonaire reste essentiellement le produit d'une affection diathésique, et n'est jamais le résultat de causes étrangères et accidentelles. Ce fut l'erreur de Broussais de croire que des phlegmasies pulmonaires communes, dues à des influences et à des excitations extérieures, pouvaient, n'étant pas éteintes par un traitement antiphlogistique sévère, passer à l'état chronique et se convertir directement en infiltration tuberculeuse de l'organe. Dans cette conception systématique, l'inflammation commune conduisait, sans autre intervention causale, à la phthisie; celle-ci devenait, par conséquent, vraiment acquise et accidentelle comme l'inflammation dont elle était l'effet. Cette étiologie conduisait à de funestes erreurs thérapeutiques. Sans doute, les faits occasionnels, les excitations hostiles contribuent au développement de la phthisie, et il faut parer, avec un soin extrême, aux phlegmasies catarrhales communes que ces excitations provoquent. Mais la phthisie qui naît sous ces influences n'en sort pas moins des puissances morbides, héréditaires ou natives, de l'économie, et non de l'état inflammatoire acquis; celui-ci ne fait que déterminer et hâter le moment d'apparition de la maladie. C'est à la nature particulière des puissances qui émettent le mal qu'il faut, autant que possible, remonter en thérapeutique, pour atteindre aux indications fondamentales et curatives.

Les différences que nous venons de signaler dans

l'intensité d'une affection diathésique, dans la fatalité de son évolution, dans ses relations avec les causes occasionnelles, ces différences s'observent dans les diathèses comparées les unes aux autres : les unes demeurant toujours et profondément personnelles, presque affranchies de tout lien vis-à-vis des causes accidentelles ; les autres moins fatalement attachées à l'individu, plus faiblement organisées, moins fortement établies comme entité nosologique, et plus soumises à l'action des faits occasionnels. Parmi les premières se rangeraient les diathèse cancéreuse et herpétique, dont l'étiologie occasionnelle est presque nulle, et qui restent invinciblement liées à la spontanéité propre de l'individu ; comme exemple des secondes, nous citerions la diathèse rhumatismale. Entre toutes les diathèses, celle-ci est certainement la plus étrange par ses variations : tantôt, se présentant avec les traits accusés de l'affection diathésique pure, naissant, s'éteignant, se rallumant d'elle-même, et en dehors de toute provocation extérieure, se généralisant sur la plupart des appareils organiques, frappant ce tissu conjonctif et fibreux qui entre dans la constitution de tous les organes, marquant de son empreinte, et pour toujours, l'être vivant qu'elle atteint ; tantôt, au contraire, se déclarant subitement sous l'action évidente des causes extérieures, évoluant avec la rapidité et les modes réaction-

nels des maladies aiguës, se résolvant franchement, s'effaçant pour ne plus reparaître, ou pour
ne se reproduire qu'à de longs intervalles, et sous
de nouvelles et vives provocations. Le rhumatisme,
sous ces dernières formes, est manifestement lié à
des causes accidentelles; il émane de la spontanéité
individuelle, mais celle-ci ne semble l'émettre que
sous des sollicitations qui la poussent, et la déterminent à des actes morbides auxquels elle n'était
pas d'avance et fatalement condamnée. Le rhumatisme semble alors le trait d'union et la maladie
de transition entre les affections diathésiques et
les maladies aiguës; il est spontané et indépendant
de tout fait accidentel comme les diathèses vraies,
ou spontané et étroitement relié aux provocations
extérieures, comme les maladies accidentelles et
aiguës. Dans l'ordre vivant, il y a toujours des
êtres ou des modes intermédiaires, qui rattachent
entre elles les séries opposées, et permettent de
passer de l'une à l'autre sans brusque secousse, et
d'un pas mesuré.

Les maladies aiguës, auxquelles nous amène le
rhumatisme à forme aiguë, ne sont plus ces affections personnelles, qui nées avec le germe, s'orga-
nisent avec lui et le marquent d'une tâche indélébile durant toute son évolution. Ce sont, au
contraire, des modes accidentels et temporaires
contractés par la vie au contact mobile des in-

fluences extérieures, modes que caractérisent des réactions régulières, à marche calculable, à solution critique. La maladie aiguë s'efface donc après l'accomplissement de ses périodes; et non seulement l'économie retrouve, après un désordre général, toutes ses harmonies fonctionnelles, son équilibre stable et normal, mais souvent elle acquiert, à la suite, une immunité momentanée contre les causes occasionnelles qui l'avaient troublée. Dans les maladies aiguës, les provocations occasionnelles jouent un rôle étiologique considérable. L'affection ne traduit pas uniquement le monde intérieur et vivant; elle représente encore le monde extérieur en tant que senti par le premier, et manifesté par des troubles organiques, par des impressions contraires à l'équilibre fonctionnel de l'être. La spontanéité morbide est donc ici enveloppée de rapports et de liens; elle est plus ou moins enchaînée et soumise aux hostilités qui entourent l'être vivant. C'est un des principaux caractères étiologiques des maladies aiguës. Cette soumission offre des degrés plus variables encore que ceux que nous ont présentés les affections diathésiques, et ces degrés constituent, dans leur ensemble, une série progressive qui comprend et ordonne les classes diverses des maladies aiguës.

En premier lieu se rangent les maladies sporadiques, nées des mouvements propres de la spontanéité individuelle, n'offrant avec les occasions extérieures que des rapports indécis ou particuliers, et se rapportant, quoique pareilles, à des occasions entièrement dissemblables. Les faits occasionnels ne présentent, en effet, aucune constance, aucun point comparable, dans l'étiologie des maladies sporadiques ; les mêmes occasions provoquant des maladies différentes, et des occasions différentes se traduisant en maladies semblables. Les causes occasionnelles sporadiques n'ont de valeur déterminée que vis-à-vis de l'individu qui les ressent ; elles changent d'action d'un cas à l'autre ; tout dépend de la spontanéité vivante qu'elles rencontrent. L'étiologie extérieure de la sporadicité est en soi banale, et elle se résume en généralités vagues qui reproduisent, à chaque cas, les mêmes faits et les mêmes conditions ; lesquels, en outre, sont aussi souvent inoffensifs que nuisibles. Les causes sporadiques sont, dans l'ordre étiologique, une négation plutôt qu'une affirmation nette et précise.

En opposition avec les maladies sporadiques se placent les maladies saisonnières, et celles qui se rattachent à des constitutions médicales fixes, stationnaires, accidentelles, annuelles. Ici, la spontanéité vivante, tout en demeurant maîtresse de ses déterminations morbides, subit l'action d'un ordre de causes occasionnelles, à la fois générales et spéciales. Les maladies aiguës portent alors une empreinte commune, qui traduit aux yeux du clinicien une influence correspondante ; laquelle fait que les maladies aiguës du moment, de la saison, de l'année, ou d'une même époque se ressemblent dans leurs symptômes, dans leur marche, dans leurs caractères principaux, Cette forme commune des maladies aiguës, l'identité des causes occasionnelles qu'elle décèle, l'action évidente de ces causes, tout cela amoindrit-il la spontanéité de ces maladies ? Ici, comme toujours, n'est-ce pas l'organisme qui conçoit et émet la maladie, qui répond aux hostilités extérieures, ou se tait devant elles, suivant ses dispositions propres ? Est-ce l'influence saisonnière ou stationnaire qui, altérant le mécanisme organique, engendre mécaniquement la maladie, et efface victorieusement la spontanéité morbide ? Evidemment non, et ces questions conduisent d'elles-mêmes à l'affirmation contraire.

Il en est de même pour l'ordre des maladies endémiques, qui se place immédiatement au-dessous de celui que nous venons d'indiquer. La cause occasionnelle endémique est encore plus manifeste, et plus vraiment spéciale que la précédente ; elle est plus fixe, et plus accessible dans ses conditions extérieures. Cette cause, en effet, tient au sol sur lequel vivent les populations, ou au régime qu'elles suivent, surtout au régime alimentaire. On peut supprimer la maladie endémique en amendant les

défauts du sol ou du régime. La cause occasionnelle exerce donc, dans ces cas, une influence pré-
pondérante. Toutefois cette influence laisse à la
spontanéité vivante une expression toujours visible, dans ses souffrances. Qu'on observe ceux qui
vivent dans un pays où règnent les fièvres intermittentes, la maladie endémique la plus répandue,
celle qui, plus que toute autre, se lie au sol. Quelles
formes diverses, la cause paludique restant la même,
peut revêtir la maladie, depuis la fièvre quotidienne
simple, jusqu'à l'opiniâtre quarte, jusqu'aux terribles fièvres pernicieuses ! Quelle résistance chez les
uns, quelle promptitude à céder au mal chez les
autres ! Combien l'âge, l'acclimatement, l'habitude
morbide, le régime de vie, l'état moral, l'usure ou
la conservation des forces, changent les caractères
de la maladie produite ! Tout cela n'est-il pas le
témoignage que si la spontanéité vivante cède aux
impressions morbifiques qui l'assiégent, ces impressions demeurent un fait soumis à la vie, et non
un fait nécessaire comme un choc physique, comme
une lésion matérielle ?

Reste enfin la grande classe des maladies aiguës
épidémiques ou contagieuses. Ce sont celles que
tous les médecins appellent plus particulièrement
spécifiques. Les lois de la spontanéité vitale su-
bissent-elles ici un démenti inattendu ? Des lois
démenties par un seul fait ne sont plus des lois ;

il faut que d'autres plus générales et plus vraies les remplacent. La spontanéité morbide n'est plus une doctrine essentielle de la maladie, si elle convient à certains états morbides et non à certains autres. Les maladies spécifiques sont-elles opposées de leur nature à la spontanéité, pour relever d'une doctrine étiologique qui rende la cause extérieure pleinement maîtresse de leur naissance et de leur évolution ? Avant de répondre, cherchons ce qu'est la spécificité.

CHAPITRE IV.

Il n'est pas facile de déterminer avec précision les caractères de la spécificité morbide. Sur ce point de pathologie générale, comme sur tant d'autres, les confusions se sont accumulées, et, à cette heure, on peut dire que la notion de maladie spécifique ne traduit à l'esprit que de vagues opinions et d'arbitraires assimilations.

Certains pathologistes font de la spécificité le caractère même de l'espèce morbide. S'en référant à la plus étroite étymologie, ils considèrent comme synonimes les termes spécial et spécifique ; et ils n'ont pas de peine à montrer ensuite que la doctrine de la spécificité embrasse la nosologie toute entière et en est le vrai fondement. Toute espèce morbide est spécifique par cela même qu'elle est espèce. Les mots maladie spécifique, dans ce langage, remplacent les mots maladie essentielle. Telle est la pensée de M. le professeur Trousseau, développée dans sa leçon sur la *Spécificité*, insérée dans la *Clinique médicale de l'Hôtel-Dieu*. M. Trousseau montre que les doctrines dichotomiques de Brown et de Broussais sont insuffisantes et démenties par l'ensemble des faits pathologiques. Constater dans une maladie la présence de l'inflammation n'est nullement constater la nature de la maladie. Cette inflammation a sa qualité propre, sa spécificité, elle se rapporte à une espèce morbide particulière, et cet élément spécifique domine l'élément inflammatoire ou commun. Toute cause morbifique qui agit non pas seulement par sa quantité, mais aussi par sa qualité, produit une maladie spécifique. La citation suivante va montrer quelle étendue occupe la spécificité ainsi comprise :

« Ce qui donne aux maladies spécifiques, dit M. Trousseau, leurs caractères invariables, c'est non la quantité, mais la qualité de la cause morbifique, invariable elle-même dans sa nature, sous l'influence de laquelle elles se sont développées.

» A n'en juger que par les exemples que je vais vous citer, vous allez comprendre que la classe des affections spéciales a une telle étendue, qu'elle remplit la plus grande partie du cadre nosologique. Etudions, en effet, les diverses causes des maladies, que ces causes soient des agents irritants ou des agents de toute autre nature, et nous les verrons produire des effets tellement particuliers, tellement caractérisés par des formes si invariablement les mêmes suivant la nature de ces causes, qu'il sera impossible de ne pas reconnaitre la spécificité presque à chaque pas que nous ferons dans l'observa- tion des malades.

» Qu'une phlyctène survienne à la peau sous l'influence d'une application de cantharides, qu'elle ait été déterminée par le calorique aidé de la lumière, dans ce qu'on appelle le coup de soleil ; qu'elle se produise dans l'érysipèle, qu'elle soit l'effet d'une cautérisation avec l'ammoniaque, l'affection sera différente dans tous les cas. Vous savez combien est cuisante la douleur du coup de soleil, elle n'est pas la même que celle occasionnée par un vésicatoire cantharidien ou ammoniacal ; celle ci n'a pas la même acuité et dure beaucoup moins longtemps que celle-là ; cependant la phlegmasie cutanée causée par le vésicatoire est bien plus intense que celle du coup de soleil ; à chaque cause a répondu un effet spécial.

» Prenons des faits encore plus simples ; voyons ce qui se passe pour les agents chimiques dont il est le plus facile de constater les effets, etc. etc. »

L'éminent professeur, après avoir poursuivi sa démonstration dans une longue suite d'exemples, résume sa doctrine de la spécificité en ces quelques mots : « A chaque cause morbifique spéciale l'organisme répond par des effets ayant leur caractère spécifique. » Ainsi interprétée, la spécificité ne se rencontre point seulement presque à chaque pas, suivant l'expression de M. Trousseau, mais partout dans l'observation des maladies.

M. Gintrac pousse la même idée à ses extrêmes conséquences : « Le mot spécifique, dit-il, signifie ce qui est propre à une chose, particulier à une espèce ; or, une cause spécifique est celle dont l'essence est de produire un effet déterminé, particulier, spécial. Il faut donc donner aux causes dites spécifiques une acception plus étendue qu'on ne le fait généralement. Ces causes sont des agents mécaniques, chimiques, toxiques, virulents, miasmatiques. » Et l'auteur, en étudiant ces agents, les appelle nettement *causes spécifiques mécaniques, causes spécifiques chimiques*, etc. Il range parmi les premières les fractures et les luxations, les pressions produites par les corsets trop serrés sur le thorax et l'abdomen, les ligatures qui s'opposent au cours du sang, les obstacles au cours de l'urine dans le canal de l'urètre, etc. Tout cela devient cause spécifique, comme la contagion et l'infection, car tout cela produit des effets déterminés, particuliers.

De telles notions de la spécificité s'annihilent par leur étendue même, et elles vont contre la tradition, contre le sens intime des cliniciens. Les

termes maladie spécifique éveillent, quoiqu'on en
ait, d'autres idées que les mots espèce morbide, et
maladie spéciale ou essentielle. Ils désignent non
le vaste règne des maladies primitives, mais un
ordre particulier de maladies ; c'est une expression
qui distingue, au lieu d'être une expression commune et qui embrasse la nosologie entière. Il faut
donc chercher à séparer la spécificité d'avec l'essen-
tialité morbide, définir la place de la première dans
l'ensemble des entités nosologiques, et fixer ses
caractères propres et naturels. On évitera par là les
étranges assimilations de cause proposées par M.
Gintrac ; le traumatisme et les actions mécaniques,
comme celles qui résultent de corsets trop serrés,
ou d'obstacles apportés au cours de l'urine, ne
viendront plus se mêler aux maladies internes les
mieux constituées, aux affections essentielles et générales du système vivant.

Mieux inspirés, la plupart des pathologistes se
sont efforcés de restreindre l'idée de spécificité, et
de l'approprier au sentiment traditionnel. Dans ce
but, ils ont demandé à la cause le caractère de la
maladie produite, et déterminé le sens de la cause
spécifique pour en déduire celui de la maladie
spécifique.

Sestier appelle causes spécifiques celles qui donnent lieu à des maladies que nulle autre cause ne
peut produire. Si la définition se bornait à ces ter-

mes, la cause spécifique ne perdrait rien de cette
étendue démesurée et confuse, dans laquelle elle
s'anéantit en tant que distincte et perceptible ; mais
à ce premier caractère Sestier en ajoute un second
qui donne aux causes spécifiques des limites plus
restreintes, c'est celui d'offrir un caractère occulte
dans leur mode d'action. Requin obéit à la même
pensée, et appelle les causes spécifiques, causes
déterminantes occultes. Cette qualité d'occulte n'est
pas, sans doute, un signe bien net apporté à la
cause spécifique; ce n'est pas connaître ni désigner
un mode d'action que de dire qu'il est de soi inconnu
et caché : c'est avouer, au contraire, qu'on ne peut
ni le connaître, ni le désigner. Dire de la spécificité
qu'elle tient à des causes occultes, ce n'est rien
affirmer qui la détermine et la décèle à l'observation ; c'est uniquement la séparer de toute cause
accessible et perceptible. Cependant, par cela seul,
et tout négatif que soit ce nouveau caractère, il
éloigne du cadre des maladies spécifiques les causes
spécifiques mécaniques et les causes spécifiques
chimiques, qui n'ont rien d'occulte, et que M.
Gintrac acceptait sans réserve. Les causes communes sont, de leur côté, proscrites, parce qu'elles ne
répondent pas au premier caractère, qui est de
donner lieu à des maladies qu'aucune autre cause
ne peut produire. Le domaine de la spécificité se
réduit dès lors, à l'ensemble des causes toxiques,

telles que les poisons et les venins, et des causes virulentes et infectieuses, telles que les virus, miasmes, contages.

Legroux étend la spécificité au-delà de l'occulte, et tient le milieu entre ceux qui placent cette notion dans le caractère indéterminé de cause occulte, et ceux qui enferment dans la spécificité tous les états nosologiques propres, ou toutes les causes qui produisent un effet particulier, spécial. Legroux, en effet, reconnait deux sortes de spécificité : l'une est absolue, vraiment occulte, et comprend les miasmes, virus, venins, poisons; la seconde embrasse les constitutions épidémiques, les diathèses, l'age, le sexe, la constitution, le tempérament, la nature des lieux affectés. Cette dernière énumération ne réunit-elle pas les conditions étiologiques et pathologiques les plus disparates? Qu'ont de commun les constitutions épidémiques avec le sexe et le tempérament, les diathèses avec la nature des lieux affectés? Pourquoi s'arrèter dans cette voie, et ne pas catégoriser sous la spécificité tout ce qui est état morbide spécial, ou tout ce qui imprime un caractère particulier aux états morbides ?

La conception de la maladie spécifique soutenue par Sestier et Requin, représente celle que M. Bouley développait à l'Académie de Médecine, dans la séance du 16 août 1864. « Les maladies spécifiques, disait M. Bouley, sont celles qui résultent d'une cause spécifique. La cause spécifique est celle dont l'action sur l'organisme est caractérisée par des manifestations constantes d'effets qui sont toujours les mêmes, à part les différences d'intensité..... Exemple : 1° Les maladies virulentes. Ce sont des maladies spécifiques par excellence ; car c'est à elles surtout que le mot spécifique peut être appliqué dans toute l'étendue de son acception étymologique ; elles font espèce (*species facere*), comme les espèces animales et végétales. Elles sont caractérisées par la constance de leurs caractères et par la propriété qu'elles ont de les reproduire par une véritable génération. Il y a dans l'organisme malade d'une maladie virulente, une liqueur séminale, qui est ce qu'on appelle le virus, par l'intermédiaire de laquelle la maladie peut être transmise de l'organisme malade à un organisme sain, et se propager ainsi dans l'espace et dans le temps.

» Outre ces maladies spécifiques complètes que j'appellerai *fécondes*, il y en a d'autres qui sont spécifiques encore, en ce sens qu'elles constituent des espèces à caractères constants et invariables, procédant d'une cause unique toujours la même, laquelle traduit son action par des effets constants ; mais ces maladies diffèrent des premières par ce caractère essentiel qu'elles sont *stériles*, qu'elles restent tout-à-fait individuelles ; qu'en un mot elles ne sont pas susceptibles de se propager. Elles s'éteignent dans l'organisme sur lequel elles se sont développées. Exemple : les maladies causées par les venins, par les poisons.

» Enfin il est une autre classe de maladies spécifiques qui forment une catégorie de maladies mixtes relativement aux deux premières, en ce sens que tantôt elles sont stériles, tantôt elles sont fécondes, c'est-à-dire susceptibles de se transmettre par contagion. Exemple : les maladies produites par des effluves et par des miasmes ; celles aussi qui revêtent le caractère endémique ou épidémique.

» Quoiqu'il en soit de ces différentes catégories, l'idée de *spécificité* entraîne dans l'esprit celle d'une cause unique pour chaque maladie, toujours la même, et se traduisant par des effets constants. »

Les développements donnés par M. Bouley à cet exposé compensent ce que sa définition présente d'insuffisant dans son énoncé général.

Le caractère de cause unique pour chaque maladie, s'applique, comme M. Gintrac l'a montré, à une multitude d'états morbides que M. Bouley est loin d'accepter comme spécifiques. Mais cette cause unique qui pour être vraiment spécifique doit, selon les uns, agir d'une manière occulte, doit, pour M. Bouley, agir de façon à faire espèce (*species facere*) comme cela est évident pour les maladies virulentes, lesquelles sont les spécifiques par excellence et dites *fécondes*. Ainsi créer une espèce, une entité, une sorte d'être complet comme une espèce végétale ou animale, tel est le caractère nosologique de la maladie spécifique. Cette cause est comme un germe; elle produit la maladie en germant et en se reproduisant par génération. De la sorte, la maladie spécifique n'est plus, comme la maladie commune, un simple mode, une affection de la vitalité; elle est mieux organisée, plus matériellement saisissable et distincte dans son principe; elle est comme une production nouvelle, une évolution parasite, une espèce en un mot, superposée à l'organisme et aux fonctions vivantes.

Dans ce sens, les empoisonnements véritables, ceux qui sont dus à des poisons et à des venins, ne mériteraient pas le nom de spécifiques; ils ne font pas espèce puisqu'ils ne se reproduisent pas. Pourquoi donc, M. Bouley les accepte-t-il comme spécifiques, tout en les appelant stériles? C'est que, à ne considérer que la cause, les analogies sont grandes en apparence du moins. Dans les empoisonnements, comme dans les maladies virulentes, la cause est spéciale, formellement séparée de l'organisme, dans lequel ensuite elle pénètre et agit directement. Entrée dans l'organisme et entrainée dans le torrent circulatoire, elle y demeure comme un agent surajouté et perturbateur, jusqu'à élimination ou destruction, et la guérison ne s'opère que par ce travail qui chasse ou anéantit la matière morbifique. Chacune de ces maladies, ainsi enchainée à l'agent extérieur qui la cause, se présente avec des traits invariables, plus ou moins accusés, toujours reconnaissables et identiques pour une même espèce. Les symptômes offrent avec la cause morbifique une relation constante qui est un spectacle nouveau dans l'étiologie médicale, où les causes traumatiques ne comptent pas. Les causes toxique et virulente amènent, l'une et l'autre, des développements morbides nécessaires et fatals ; jamais les poisons, ni les virus ne produisent d'autres maladies que celles qui leur sont attachées, et dont ils deviennent comme l'emblème et l'image.

Ces analogies ont paru concluantes à M. Bouley, et lui ont suffi pour faire rentrer dans la classe des maladies spécifiques les maladies à cause toxique et les maladies à cause virulente. La nature et la cause de la maladie étant demandées à la cause extérieure, ces réunions semblent logiques ; car poison, venin, virus, miasmes, offrent entre eux bien des ressemblances extérieures pour un examen superficiel. Aussi la plupart des médecins acceptent-ils ces diverses espèces de maladies spécifiques, et en déduisent-ils la notion même de spécificité ; nul n'a contesté, à l'Académie de Médecine, les opinions de l'orateur distingué dont nous exposons les idées. Nous allons voir, cependant, que les analogies invoquées sont trompeuses, et que la similitude apparente et grossière de ces faits divers masque à peine de profondes divergences et d'infranchissables séparations.

En abordant cette démonstration, nous rappellerons la conséquence qui découle directement de la notion qui cherche, dans un fait extérieur, le caractère et la cause de la maladie spécifique. Cette conséquence, c'est la négation de la spontanéité de la maladie spécifique. Une telle spontanéité est un non-sens, une absurdité pathologique. Cette conclusion, formulée par M. Bouillaud, est tellement nécessaire qu'elle a commandé l'assentiment de ceux mêmes à qui les faits démontraient tous les jours l'existence des maladies spécifiques spontanées. En vain a-t-on eu recours, pour mettre d'accord l'observation avec la raison pathologique, à l'hypothèse de la création spontanée des virus préalablement à la génération de la maladie spécifique dite spontanée. Nous avons montré plus haut la valeur de cette idée singulière, née des entrainements de la polémique, et qui ne semble pas destinée à leur survivre. Aujourd'hui, ce n'est plus à l'explication plus ou moins systématique de la maladie spécifique spontanée que l'on s'arrête; c'est à la négation formelle. La maladie spécifique n'a jamais, dit-on, que l'apparence de la spontanéité; elle est toujours commandée par une cause spécifique, que l'on puisse saisir ou non cette dernière. Croire le contraire, affirme M. Chauveau, serait nier la science, ruiner les lois de la biologie, proclamer le cahos.

Cependant cette spontanéité existe : l'histoire des maladies infectieuses et virulentes le démontre invinciblement; on engendre expérimentalement la morve et le typhus, sans l'intervention d'aucune cause spécifique. Refuser la spontanéité de telle ou telle maladie spécifique, c'est aller plus loin dans le champ de l'hypothèse, que ceux qui recourent aux théories les plus improbables pour expliquer ce fait.

. Cette spontanéité incontestable n'est pas seulement une première condamnation de la conception de la spécificité, fondée sur l'action d'une cause extérieure spécifique; elle condamne encore la formation arbitraire de la classe des maladies spécifiques, et le rapprochement générique de toutes les maladies dues à une cause unique, et invariable dans ses effets, que propose M. Bouley. Toutes les maladies, dites spécifiques d'après les enseignements que nous discutons, peuvent-elles surgir spontanément, sans action extérieure spécifique, ou ce caractère appartient-il seulement aux unes, et jamais aux autres? Si la dernière supposition est vraie, quelle est la valeur de ce caractère de spontanéité qui apparait ici et non là; est-ce un fait accessoire et de pure forme, ou un fait qui témoigne d'une différence radicale quant au fond des choses, quant à la cause et quant à la nature des maladies? Ces questions vont nous conduire au cœur de la notion vraie de spécificité.

La spontanéité est loin d'appartenir à toutes les maladies qualifiées de spécifiques, parce qu'elles sont dues à une cause unique et invariable. Les maladies en effet, dues à l'action des poisons et des venins ne sauraient s'imaginer comme spontanées. Il leur faut toujours la cause intoxicante comme condition nécessaire de leur production; ces maladies méritent à bon droit le nom, si souvent prodigué à tort, de maladies par intoxication; supprimer la cause toxique, c'est supprimer la maladie à son origine. Sans opium et sans belladone, sans les venins de la vipère et du crotale, les empoisonnements que ces agents déterminent n'existeraient pas; un empoisonnement spontané est un non-sens. Telles sont toutes les maladies spécifiques que M. Bouley appelle stériles.

C'est l'opposé pour les maladies spécifiques fécondes. Celles-là sont, ou peuvent être, ou ont été spontanées. L'histoire, l'observation journalière des faits, les plus puissantes analogies le prouvent. L'histoire témoigne que le plus grand nombre des maladies spécifiques n'existaient pas de toute antiquité, et sont relativement récentes. Il ne peut

même y avoir de récentes que des maladies spécifiques, et si l'avenir nous réserve des maladies nouvelles, elles seront nécessairement spécifiques. C'est
ainsi que sont survenues ces grandes maladies spécifiques qui ont marqué leur avénement par d'im-
menses ravages, et qui, depuis leur apparition sur
la scène du monde semblent s'y être acclimatées,
et ne plus devoir l'abandonner. Telles sont les
fièvres éruptives, la variole, la rougeole, la scarlatine, telle est la syphilis Toutes ces maladies spécifiques ont été spontanées ; car les germes qui les
produisent ne proviennent que d'elles-mêmes, et
il est impossible de les supposer préformés. D'où
serait venue cette formation préalable, quel en
aurait été l'agent ? Nous connaissons un agent manifestement créateur, l'organisme malade ; qui autorise à en imaginer un autre ? Observe-t-on jamais des produits, des germes identiques créés par
des agents absolument différents ? Les mêmes effets
ne doivent-ils pas se rapporter aux mêmes causes ?
Les virus et les germes spécifiques ont donc pour
seule et évidente cause créatrice, l'économie malade
elle même ; à leur origine historique, les maladies
spécifiques ont donc été nécessairement spontanées.

Mais les conditions du passé ne sont pas tellement séparées des conditions du présent, que les
faits de spontanéité spécifique ne puissent se reproduire au temps actuel. Nous les observons, au

contraire, tous les jours, et nous avons sous les yeux la démonstration pratique de la naissance spontanée des maladies spécifiques, telle qu'elle s'est faite à leur première apparition. La pathologie animale et la pathologie humaine sont pleines de ces éclosions inattendues de la spécificité; elles nous montrent trop souvent cette spécificité naissant sous l'action des causes communes, et sans le concours de ces causes uniques et invariables, qui sont le type consacré des causes spécifiques. La morve chez les solipèdes, et la rage chez les animaux de la race féline, en sont un exemple vulgaire; le typhus, la fièvre typhoïde, la fièvre puerpérale, la méningite épidémique en sont la démonstration chez l'homme. Nous verrons bientôt cette démonstration grandir et les exemples se multiplier; certaines affections aiguës, dues à des causes communes, peuvent, à un moment donné, revêtir spontanément la forme spécifique, et rentrer alors dans le cadre des affections spécifiques, d'où elles sont bannies dans leur forme ordinaire et commune. En dehors de ces derniers cas, sur lesquels nous aurons à revenir, il nous est souvent permis de supposer la spécificité spontanée là où l'observation directe fait défaut ou est douteuse, et nous invoquerons en faveur de ces suppositions, des analogies et des raisons puissantes.

Nous le disions ci-dessus, le typhus, la fièvre

typhoïde, la fièvre puerpérale, la méningite épidémique éclatent spontanément ; quoique contagieuses, la contagion est loin d'être leur cause
occasionnelle invariable. Croit-on qu'elles composent des exceptions au milieu des maladies spécifiques? Pourquoi les maladies analogues, pourquoi
les fièvres éruptives ne se comporteraient-elles pas
de même? Celles-ci se transmettent communément
par infection contagieuse; est-ce un motif pour
qu'elles n'existent que par cette unique transmission? Que de faits, que de considérations diverses
autorisent à croire le contraire? Comment et pourquoi la rougeole et la scarlatine, la variole elle-
même, se taisent-elles au sein d'une population,
pendant toute une période de temps, pour se ré-
veiller ensuite brusquement, et frapper en même
temps sur les points les plus divers, les plus éloignés
d'une contrée ou d'une ville? Pourquoi les germes
infectieux que l'état épidémique multiplie, et il s'agit
ici d'affections permanentes et acclimatées, et non
d'épidémies accidentelles et insolites, perdent-ils,
après un certain temps, leur pouvoir morbide, de
façon à ce que l'épidémie cesse, et que l'on n'observe plus ni rougeole, ni scarlatine, ni variole;
comment ensuite ces germes se trouvent-ils tout-à-
coup répandus de nouveau, de façon à ramener
l'épidémie avec une rapidité et une simultanéité
inexplicables? Cette expansion subite dépend si peu

de quelques conditions locales et particulières, que l'explosion épidémique se fait, en même temps, sur de vastes étendues de territoire, parfois même sur la surface entière d'un continent.

Pour moi, je ne saurai comprendre de tels faits en m'en tenant aux causes occasionnelles spécifiques, à la contagion, comme seuls agents créateurs de l'épidémie. Je préfère invoquer une étiologie moins étroite ; je vois naitre sous mes yeux, et par la seule action de causes diverses non spécifiques, des maladies franchement spécifiques et contagieuses ; je sais qu'à l'origine toutes les maladies spécifiques ont apparu de la sorte ; j'accepte de tels enseignements, et je les rappelle en face de ces cas douteux, de ces affections spécifiques dont la contagion est la cause ordinaire, mais non sans doute exclusive. Comme complément de la contagion, j'admets la pleine spontanéité de l'être, agissant sans provocation spécifique ; et, dans une même épidémie, je crois volontiers à ces conditions étiologiques différentes, s'entremêlant, se partageant les rôles, contribuant chacune à l'explosion et à la propagation du mal. Cette opinion me semble résoudre les difficultés des faits, en élevant au-dessus d'elles ces lois générales et simples, qui contiennent et révèlent le secret de tant de difficultés créées par l'esprit de système. La nature n'est pas changeante, mais uniforme dans ses procédés, et souvent lorsqu'elle paraît varier, elle est au fond semblable à elle-même. Elle reste spontanée, nous le montrerons, dans les maladies spécifiques dues à une cause spécifique et contagieuse, comme dans les maladies spécifiques par cause commune; pourquoi donc jeter une fiction d'abîme entre les manifestations diverses d'une même puissance, et prétendre que ce que la spontanéité produit ici et pour telle forme morbide, elle ne saurait le produire là et pour telle autre forme?

La spécificité s'est ainsi créée ou se crée spontanément et d'emblée dans les maladies spécifiques vraies ou fécondes, à l'inverse de ce qui s'observe dans les maladies stériles, faussement dites spécifiques, lesquelles sont toujours sous la dépendance du fait occasionnel. L'opposition entre ces deux ordres de maladies ne se limite pas à ce fait unique; ou, pour mieux dire, ce fait est la marque et le résultat d'une longue suite d'oppositions qui mettent d'infinies distances entre des maladies qu'une analyse superficielle tente en vain de rapprocher. Signaler les principales de ces oppositions, nous servira, non seulement à renverser des classes nosologiques instituées contre nature, mais, en outre, à déterminer avec une précision croissante les caractères réels des maladies spécifiques.

Les maladies prétendues spécifiques par intoxication, par cela qu'elles ne sont jamais spontanées, se proportionnent, dans leur intensité et dans leurs diverses manifestations, à la dose de l'agent toxique, que celui-ci soit poison ou venin. C'est là un fait vulgaire en ce qui concerne les poisons, et non moins certain pour les venins Le venin de la vipère, d'après Fontana, doit s'élever à la dose d'un demi milligramme pour tuer un moineau, à celle de trois milligrammes pour tuer un pigeon, et, en calculant d'après cette base, une dose de quinze centigrammes serait nécessaire pour amener la mort d'un homme. Les effets des venins, comme ceux des poisons, varient donc suivant les doses administrées ; et, quelque redoutables qu'ils soient, les agents toxiques exigent, pour que leur action acquière son entière valeur, qu'ils soient introduits en quantités plus ou moins fortes, mais toujours pondérables.

Considérés en eux-mêmes, le poison et le venin sont des composés définis, à propriétés physiques appréciables ; on peut les reconnaitre à tels ou tels caractères, les différencier les uns des autres. Chaque poison a sa constitution chimique plus ou moins altérable ; il en est de même des venins, quoique pour ceux-ci la chimie soit moins avancée, et les caractères plus obscurs, par suite, sans doute, des affinités du venin avec les produits de sécrétion. Malgré cela, le fait général que nous signalons, subsiste ; le poison et le venin s'analysent et se pèsent, et nos sens peuvent les reconnaître directement à des signes manifestes. Si l'on poursuit cette analyse en étudiant l'action des poisons et des venins au sein de l'organisme, on voit qu'ils attaquent de préférence tel ou tel élément organique, et que les effets produits sont en rapport direct avec la nature de l'élément lésé, et la profondeur de la lésion. Les beaux travaux de M. Cl. Bernard sur le curare ont mis ces faits en pleine lumière, et il est logique de penser que ce qui est vrai pour un cas l'est pour un autre, et que chaque poison et chaque venin ont ainsi leur élection d'action sur les éléments de la matière organique.

L'agent toxique et venimeux ne séjourne pas indéfiniment dans l'organisme ; il est éliminé par diverses voies de sécrétion. La durée de son action se limite à celle de son séjour ; cette action diminue à mesure que diminue par l'élimination la quantité de poison introduite dans nos tissus, ou circulant dans nos humeurs ; elle s'éteint promptement, dès que la totalité a été entrainée au dehors. Le poison n'agit que présent ; ou si, lorsqu'il a disparu, quelques uns de ses effets subsistent, ces effets tiennent tous aux altérations et aux désordres produits par sa présence. Ce sont des accidents qui durent après lui, mais qu'il a directement causés, et qui par degrés s'effacent, si les fonctions ou la structure organique n'ont pas subi d'irrémédiables atteintes.

Le mode d'action du poison peut donc, en quelque sorte, se comparer à un traumatisme interne et caché. Le poison, il est vrai, ne blesse pas, en intéressant la matière organique dans sa continuité, ou dans sa grosse composition chimique; ses blessures sont moins apparentes et saisissables, quoique vives et pénétrantes; il lèse, dans ses plus délicates nuances, la composition intime de la texture organique, les vibrations latentes, les mouvements insensibles, essentiels au mouvement de la vie, et que le physiologiste est souvent impuissant à percevoir et à définir. L'analyse chimique est arrivée, cependant, à surprendre quelques unes de ces altérations, témoin la lésion des globules sanguins par l'oxide de carbone; elle en découvrira, sans doute, de nouvelles. Ces faits prouvent l'action directement lésante du poison et du venin, et en justifient la comparaison avec les actions lésantes du traumatisme. Dans les intoxications, comme dans les traumatismes, la lésion est le fait primordial et nécessaire; la réaction organique vient après; ce sont là les seules maladies pour lesquelles il faille partir de la lésion comme cause; partout ailleurs elle est effet.

Aucun des traits du tableau que je viens de tracer ne se retrouve dans les maladies spécifiques vraies; et je parle, en ce moment, non des maladies spécifiques spontanées, mais des maladies spécifiques provoquées par une cause spécifique, les seules que l'on puisse comparer avec les maladies par intoxication. Chacune de ces maladies par cause spécifique vraie semble donner un démenti à toutes les conceptions à priori, à tous les rapports rationnels que l'on serait conduit à supposer entre la cause et l'effet, en tant du moins que l'on accorde la valeur d'une cause absolue à l'agent extérieur, au contage d'où provient la maladie spécifique. Ces rapports, nous venons de les voir régner entre la cause toxique et la maladie produite ; nous allons les voir s'effacer un à un entre la cause spécifique et la maladie spécifique provoquée.

Les agents spécifiques vrais, miasmes et matières virulentes, n'agissent nullement en proportion de la dose qui entre en rapport avec l'économie vivante. La dose nécessaire pour produire les effets les plus terribles est de soi inappréciable. Quelle est la dose du virus ou du miasme qui détermine une contagion? Qui peut la mesurer, la peser, la voir? On juge l'action à ses effets, sans jamais en toucher l'agent; celui-ci échappe aux prises des sens armés des plus subtils moyens d'analyse. Il semble qu'une seule molécule de l'agent contagieux ou miasmatique suffise à provoquer la contagion, et après elle la maladie spécifique. On essayerait

en vain d'administrer le virus à doses massives,
on n'augmenterait pas en proportion la gravité de
la maladie, pas plus qu'on ne la diminuerait en
affaiblissant dans leur quantité les sources d'infection. Les formes et la gravité de la maladie spécifique ne relèvent donc pas de la quantité de la
matière virulente. Ils ne relèvent pas davantage
de sa qualité, la qualité d'espèce mise à part Ainsi
une variole grave et confluente pourra provoquer
par contagion une variole bénigne et discrète, et
celle-ci provoquer à son tour la première. Du virus
à la maladie, il n'y a d'autre rapport que celui de
l'espèce; tous les autres tiennent essentiellement
à la spontanéité individuelle qui subit l'action
virulente. ·

Il y a plus, et l'incertitude d'action des virus
ne se borne pas à des variations de cette action
suivant l'individu; cette action peut manquer entièrement, et l'individu ne rien éprouver de la
contamination virulente la mieux préparée. Ce
n'est pas tout encore: cette puissance réfractaire
aux contages, que présentent certains organismes,
peut être momentanée, accidentelle; elle ne fait
pas nécessairement partie des conditions fondamentales de la vitalité individuelle; elle se montre
souvent aussi changeante que certaines dispositions
temporaires, physiologiques ou morales. A un moment, on est inaccessible à telles ou telles influences

spécifiques; à un autre moment, on ressent, non sans vivacité, ces mêmes influences que l'on croyait sans prise sur soi. On vit, pendant long-temps, en demeurant indemne ou à peine impressionné, au milieu des plus redoutables épidémies; on s'expose tous les jours à la contagion, on respire un air certainement chargé des principes du mal, aucun trouble saillant ne vient traduire l'action ou la présence de ces principes; on traversera ainsi toute la période d'état de l'épidémie, et lorsque celle-ci sera sur son déclin, lorsque ses coups auront faibli, au moment même où l'on s'expose moins aux dangers de la contagion, on se sentira tout à coup frappé, et peut-être mortellement. Quelle suite de faits étranges! On peut les dire inouïs, si l'on s'en tient aux seuls enseignements des sciences physiques. Les rapports connus de la cause à l'effet semblent ici bouleversés; tout ce que nous savions sur ce point est détruit; nous sommes transportés dans un monde inconnu; ou mieux, nous voici dans un monde nouveau, le monde vivant, où rien du monde physique ne pénètre et n'existe. Nous ne sommes pas au bout de ces étrangetés qui deviennent ici vérités et lois.

Les virus qui sont le seul agent spécifique vrai que l'on puisse directement étudier, ont-ils, comme les poisons et les venins, leur constitution propre? La chimie peut elle indiquer leurs caractères? Il

faut, malgré toutes les recherches de la science moderne, répondre à ces questions par la négative,
quelque inattendue que soit cette réponse. Les humeurs qui contiennent les virus ne diffèrent en
rien, au point de vue chimique, des humeurs
analogues non virulentes. La sérosité du chancre
virulent est entièrement semblable à celle du
chancre mou et non infectant; le pus de la pustule variolique est identique au pus des pustules
d'ecthyma ou autres qui apparaissent à la surface
de la peau. Le sang du syphilitique, qui est susceptible de transmettre la syphilis, offre la même
constitution chimique que le sang de tout autre
individu. Le virus latent au sein de ces diverses
humeurs y est insaisissable; il y est, et rien ne le
décèle tant que sa nature ne s'est pas dévoilée par
la réaction vivante de l'organisme qui l'approche.
Croire que l'on voit et que l'on tient le virus n'est
qu'une illusion; son ombre même nous échappe;
le plus puissant microscope ne saurait en discerner
une douteuse image; nous ne savons pas plus ce
qu'est en soi le virus, que nous ne savons ce que
sont les miasmes que nous supposons flotter dans
l'air. L'air chargé des miasmes qui vont distribuer
le typhus est chimiquement semblable à l'air pur;
le pus chargé des matières virulentes est pareillement identique au pus commun. Que sont donc
ces miasmes et ces virus que rien ne trahit, hormis

la vie qu'ils impressionnent? Nul ne saurait répondre; et cependant, il ne faut qu'une quantité infiniment petite de ces insaisissables pour provoquer l'affection morbide qui se rapproche le plus d'une entité parfaite, une maladie plus fortement constituée que celle qui est due aux actions extérieures les mieux déterminées!

En présence de cet absolu défaut de caractères propres à déceler les virus et les miasmes dans les milieux où ils se trouvent, en présence de leur action par quantités impondérables, comment trouver entre les uns et les autres des distinctions valables, comment ne pas assimiler les causes virulentes aux causes miasmatiques et réciproquement, comment séparer les unes des autres les maladies que ces agents déterminent, et constituer en des classes différentes les maladies virulentes et les maladies miasmatiques. Les virus et les miasmes sont des produits de sécrétion morbide, dont le mode d'action est identique, et qui ne diffèrent entre eux que par le véhicule qui les entraine. Cette dernière condition a-t-elle une valeur majeure, toutes les autres conditions étant d'ailleurs pareilles? En outre, les maladies spécifiques à virus ne sont elles pas souvent maladies à miasmes, et la contagion des maladies virulentes ne s'opère-t-elle pas, d'ordinaire, par infection miasmatique? Rien donc n'autorise l'établissement des maladies

virulentes, comme classe à part dans la nosologie,
ainsi que le veulent quelques pathologistes. Cherchons les caractères nosologiques dans les conditions fondamentales, dans la nature même des
maladies, dans les traits étiologiques essentiels, et
non dans des distinctions artificielles fondées sur
des faits extérieurs à la maladie, et qui demeurent sans influence notable sur sa nature et son
évolution.

Les poisons et les venins sont des agents lésants,
avons-nous dit; ce sont les armes du traumatisme
interne et médical; ils altèrent tels ou tels éléments
organiques; ils n'agissent et ne lèsent qu'autant
qu'ils existent dans les tissus ou les humeurs;
leur action s'affaiblit à mesure qu'ils sont éliminés
par les voies de sécrétion, et cesse lorsque cette
élimination est complète; en revanche cette action
se fait sentir aussitôt que l'absorption a commencé,
et elle augmente jusqu'à ce que l'absorption toxique soit complète. Cette absorption et le travail
morbide qui la suit, n'ont jamais pour effet d'augmenter les proportions du poison ou du venin
ingéré; celles-ci restent fixes; elles ne sauraient
surtout se multiplier par le fait de l'activité organique.

Les virus et les miasmes ne lèsent pas au même
titre et par des procédés comparables, la matière
organique; ils sont absorbés; mais, aux premiers

7

temps de cette absorption , rien ne décèle leur présence et leur action nuisible. Les humeurs qui les entraînent , les éléments organiques qu'ils traversent, semblent indifférents à leur approche. Il y a après l'absorption des virus et des miasmes, un temps de silence profond , où rien ne trahit un travail hostile : c'est la période dite d'incubation, laquelle varie suivant les espèces morbides. Pendant ce temps, la maladie spécifique se prépare, s'organise ; elle éclate ensuite tout d'un coup, souvent avec violence, et dès lors rien n'arrêtera son évolution. Que devient, durant cette période d'incubation , la molécule virulente ou miasmatique qui a pénétré dans les tissus vivants ? Croiton qu'elle subsiste intacte, quoique incessamment entraînée dans le mouvement circulatoire? Comment et pourquoi échapperait-elle aux nécessités de transformation et d'élimination de toute substance organique ? Dira-t-on qu'au lieu de disparaître, elle se multiplie aux dépens de nos humeurs ; et se fondera-t-on, pour démontrer cette multiplication , sur les actes ultimes , sur les produits spécifiques de la maladie, qui reproduisent, à l'infini, des germes contagieux semblables au germe primitivement introduit ? Ce sont là de spécieuses inductions, mais qui dépassent les faits observés, et dénaturent les réalités morbides. Rien n'autorise à présenter les produits spécifiques ultimes comme

provenant directement de l'agent spécifique primitif; tout prouve, au contraire, que celui-ci ne
les engendre pas de sa propre substance, et que les
germes contagieux ultimes sont une création nouvelle de l'organisme malade.

L'absorption virulente primitive fait pénétrer
dans les humeurs vivantes des activités hostiles
fortement spécialisées; mais, malgré leur intime
pouvoir, ces activités, entraînées dans nos humeurs,
y perdent toute constitution, toute réalité visibles.
On ne les retrouve plus comme germes, comme
produits constitués : si elles n'ont pas éveillé des
impressions morbides, elles n'amènent aucune
altération appréciable dans les humeurs ; elles
s'effacent et disparaissent presqu'aussitôt qu'elles
pénètrent. Lorsqu'elles ont provoqué une affection
propre de la vie, elles laissent d'elles cette impression, mais leur existence formelle n'est pas moins
éteinte. Durant la période d'incubation, le virus et
le miasme n'existent plus dans nos humeurs ; ni
les réactifs chimiques, ni le réactif vivant ne les
décèlent. Un organisme en état d'incubation ne
saurait fournir des humeurs inoculables ; il n'est
pas en possession actuelle de virulence. Bientôt,
cependant, il va dépenser toute son énergie vitale
à créer des produits miasmatiques et virulents ;
mais ces produits ne seront pas les descendants
directs de la matière virulente absorbée ; ils ne

proviendront pas d'une sorte de fructification du germe premier ; ce sont des sécrétions morbides nouvelles, et dont l'organisme malade est le plein créateur. Ainsi, le virus ou le miasme ne lèsent pas l'économie par leur présence continue au milieu des éléments organiques ; ils n'attaquent pas matériellement ceux-ci ou ceux-là ; non, ils semblent affecter la vie dans son unité même, la provoquer à la conception de la maladie spécifique, et disparaître comme réalité visible. Tôt ou tard, l'évolution morbide qu'ils ont provoquée, commence et se poursuit ; à un moment donné, cette évolution accuse sa nature propre, et reproduit des flots nouveaux de virus et de miasme, pour s'éteindre ensuite comme si sa fin était atteinte. Nous reviendrons plus tard sur la pathogénie et l'évolution des maladies virulentes ; nous ne voulons, à cette heure, qu'exposer les caractères généraux des maladies spécifiques vraies pour les opposer à ceux des maladies spécifiques fausses. On voit déjà que la fécondité des unes et la stérilité des autres tiennent à tout un ensemble de conditions contraires, qui ne laissent subsister au-dessus d'elles aucun caractère fondamental commun. Nous n'avons pas épuisé le sujet.

Les maladies spécifiques vraies étant fécondes, c'est-à-dire, aboutissant à la création de produits spécifiques, sont de soi contagieuses ; elles se trans-

mettent par la diffusion extérieure de leurs produits, et par l'action que ces produits exercent
sur un organisme sain Ce grand fait de la contagion des maladies spécifiques en entraîne un
autre non moins considérable : Les maladies spécifiques sont susceptibles de se montrer à l'état
épidémique ; et elles seules sont aptes à contracter
cette forme redoutable. L'histoire de l'art le prouve,
toute maladie épidémique vraie est spécifique et
contagieuse ; lorsque ces caractères manquent, il
n'y a pas épidémie, mais maladie due à la constitution de la saison, ou purement endémique.
Les maladies saisonnières et endémiques, quelque
répandues qu'elles soient, demeurent distinctes
des épidémies ; elles ne deviennent épidémiques,
comme la grippe par exemple, qu'en prenant le
caractère contagieux et spécifique.

Ces règles sont destinées à prévenir bien des
confusions nosologiques ; seules, elles permettent
de poser et de résoudre les questions douteuses qui
s'élèvent sur les confins des modalités vivantes
que nous étudions. La fièvre intermittente, par
exemple, semble faite pour dérouter les efforts de
ceux qui voudraient fixer son rang nosologique.
Doit-on classer cette endémie parmi les affections
spécifiques, ou parmi les intoxications pures, ou
enfin parmi les maladies communes ? Certainement
le problème est difficile : les conditions d'origine

de la fièvre intermittente, l'impossibilité de surprendre l'agent toxique, soit avant, soit après sa pénétration dans le système organique, la rapprochent des maladies miasmatiques. Cependant, si l'on réfléchit qu'elle n'est pas contagieuse, qu'elle ne se résout pas en produits spécifiques, qu'elle n'apparaît jamais comme épidémie qui se déplace et voyage avec les grandes agglomérations d'hommes, mais qu'elle reste endémie plus ou moins étendue et puissante, on se prendra à douter de la spécificité de la fièvre intermittente. On saisira, dès lors, ses affinités avec les intoxications qui forment les maladies endémiques. L'agent de cette intoxication est insolite, et échappe encore à nos moyens d'analyse; cependant, les effluves marécageux ont une existence plus définie et plus concrète que celle des miasmes épidémiques; et s'il faut en croire les affirmations récentes de quelques expérimentateurs, on aurait recueilli et directement constaté l'agent toxique des fièvres intermittentes, lequel serait les spores de quelques algues marécageuses.

Toutefois l'allure et la physionomie des fièvres paludéennes sont telles qu'on ne saurait les assimiler entièrement aux maladies purement toxiques. L'accès intermittent, quoique symptôme d'une sorte d'intoxication, semble le type des réactions communes et franches; rien ne le distingue, dans ses manifestations, de l'accès de fièvre éphémère ; tout, jusqu'à l'hypersécrétion d'urée, témoigne d'un accroissement des synergies vitales et des combustions organiques, comme dans les fièvres simplement accidentelles. Le retour lui-même et la périodicité des accès fébriles semblent échapper aux lois communes des intoxications. Car, les effluves toxiques sont, sans doute, éliminés par les voies naturelles et par les sécrétions sudorales excessives ; et, s'ils sont la seule cause de l'affection, celle-ci, au lieu de renaître d'elle-même et sans s'affaiblir à chaque accès, devrait céder après l'accès éliminateur du poison, et l'apyrexie ne devrait s'établir qu'après une élimination complète. Tout ne relèverait donc pas, dans les affections paludéennes, de l'impression toxique directe ; ou du moins, il y aurait dans les atteintes primitivement subies par certains éléments organiques des raisons de retour et de durée des manifestations morbides. Ces atteintes, nous ne les connaissons pas ; cependant, les lésions de la rate, celles du foie dans les cas rebelles, sont certainemént des conditions qui entretiennent la fièvre, en ramènent fatalement les accès, et, si elles persistent, elles ruinent peu à peu l'économie tout entière à la façon des intoxications lentes. Il faut alors pour vaincre la fièvre, traiter ces manifestations locales, reliquats opiniâtres de l'empoisonnement paludéen, et les résoudre, afin de ranimer l'ensemble organique et vivant. Rien dans les maladies spécifiques vraies ne rappelle cette physionomie des affections paludéennes.

D'autres traits les séparent encore. Les maladies spécifiques vraies ont toutes été ou peuvent être spontanées ; l'agent spécifique n'est pas une condition nécessaire de leur existence ; l'organisme vivant les crée de lui-même, et, avec elles, cet agent qui est leur marque spécifique. En est-il de même pour les fièvres paludéennes ? Peuvent-elles surgir spontanément, par les seules résolutions de l'économie, et sans être provoquées par les effluves que les marais répandent ? Ne sont-elles pas soumises, comme toutes les intoxications, à l'existence et à l'action préalables de la matière toxique ? La réponse n'est pas douteuse : sans effluves paludéens, pas de fièvre de marais ; celle-ci n'est donc pas spécifique, ne pouvant être spontanée. La fièvre intermittente s'associe volontiers avec d'autres affections morbides, et, en particulier, avec certaines affections spécifiques, telles que la dysenterie, la suette miliaire, la fièvre typhoïde elle-même ; et dans cette association, elle garde, pour ainsi dire, la conduite de la maladie composée ; c'est elle qu'il faut combattre et arrêter pour que l'affection conjointe cède ensuite, et souvent d'elle-même. N'est-ce pas là un nouvel indice contre la spécificité de la fièvre intermittente ? Les maladies spécifiques ne s'associent pas entre elles ; chacune évolue séparément ; elles se suspendent mutuellement et se succèdent, mais elles ne constituent pas par leur réunion une entité composée, pareille à celle dont nous parlons. La fièvre intermittente, au contraire, considérée comme réaction commune, ou comme réaction commandée dans sa forme par un élément toxique, peut s'allier nosologiquement à des affections spécifiques. Rien ne contredit à ce que l'organisme puisse réaliser un double travail morbide, celui d'une réaction contre une cause accidentelle de trouble, et celui d'une création de produits spécifiques comme solution d'une impression spécifique. Ces divers faits occasionnels, toxique, commun, spécifique, n'étant pas de même ordre, ne s'excluent pas, se rencontrent sans se repousser fatalement, et semblent même pouvoir s'attirer l'un l'autre.

En résumé, la fièvre intermittente nous paraît une affection mixte, qui tient à la fois des maladies par intoxication et des maladies communes ; elle serait en quelque sorte la transition des unes aux autres, et, par cette constitution même, elle conduirait en vue des maladies spécifiques, sans y atteindre en réalité. Nous le disions précédemment, dans la pathologie on ne passe jamais brusquement d'une classe d'affections à l'autre ; et l'on trouve toujours des formes morbides qui tiennent à la série suivante et à la série qui précède, laissant souvent l'observateur indécis sur la place qui leur revient.

L'organisme peut, par un usage méthodique et prolongé, s'habituer aux poisons, ou du moins à certaines doses de poison, sans ressentir d'effets toxiques considérables. Ce ne sont là que les effets ordinaires de l'habitude; et, en ceci, les poisons ne diffèrent pas des agents vulgaires dont l'action répétée s'émousse, et finit par laisser l'organisme insensible. Mais si au lieu de cette répétition soutenue d'actes et d'effets, on considère des agressions isolées, se reproduisant à intervalles plus ou moins éloignés, ces agressions garderont leur puissance hostile vis-à-vis de l'économie, et celle-ci les ressentira, à chaque fois nouvelle, avec une égale souffrance. Les virus, toujours faits pour nous surprendre et nous confondre, n'obéissent pas à cette loi commune. Une maladie spécifique vraie ne se montre en général qu'une fois, dans le cours de la vie; qu'elle soit venue spontanément, ou sous la provocation de l'agent spécifique, elle laisse, après elle, à l'organisme une sorte d'immunité. L'inoculation elle-même, la forme la plus directe de l'agression virulente, ne saurait ramener une maladie spécifique déjà subie; l'organisme n'éprouve plus aucun effet de ces agents qui, auparavant, traduisaient sur lui leur action d'une façon si redoutable. La maladie spécifique semble tellement un effort propre, une évolution spéciale de la spontanéité vivante, que, cette évolution accomplie, la spontanéité qui l'a produite est comme épuisée, ou ne veut plus se soulever en vue d'un but qu'elle a déjà atteint.

Je sais bien qu'il y a des degrés à cet épuisement des spontanéités spécifiques de l'économie, car il y a toujours des degrés quand on touche à la spontanéité vivante. Ainsi, il est des maladies spécifiques qui ne reparaissent plus après une première évolution, telles la syphilis, la fièvre typhoïde, la fièvre jaune, toutes les fièvres éruptives. A cette règle, cependant, tout incontestable qu'elle est, on cite des exceptions ; et une seconde, une troisième atteinte de la maladie ont été parfois observées. D'autres maladies spécifiques ne laissent pas, après elles, une immunité aussi radicale ; mais si, dans ces cas, l'immunité n'est pas durable comme la vie elle-même, elle est certaine pour un temps. Une même maladie épidémique ne frappe pas deux fois, durant le cours de l'épidémie. Les retours que l'on pourrait citer, sont, moins des retours, que les rechutes d'une affection mal éteinte. Ainsi donc, il y a des degrés, mais non des exceptions à cette loi qui veut que les maladies spécifiques préservent d'elles-mêmes l'organisme qu'elles ont déjà frappé.

Ce caractère est tellement fondamental, qu'on peut avancer que toute maladie qui n'est pas apte à se reproduire dans le cours de la vie, ou qui n'est apte à se reproduire qu'à de longs intervalles, qui, par conséquent, laisse après elle une immunité plus ou moins fixe, est par cela seul une maladie spécifique. Les fièvres paludéennes s'éloignent encore à ce titre, et profondément, des maladies spécifiques ; car un de leurs caractères saillants est de se reproduire avec une opiniâtreté désolante. De saison en saison, d'année en année, celui qui est exposé aux effluves paludéens, voit les fièvres d'accès reparaître, s'aggraver, le miner sourdement, ou l'abattre subitement, et cela, souvent malgré tous les soins apportés à combattre le mal.

Les poisons et les venins ont une composition matérielle définie et fixe ; ils ne se modifient pas d'une génération à l'autre ; tels ils étaient dans le passé le plus éloigné, tels ils sont aujourd'hui. Il s'ensuit que les empoisonnements ont leurs caractères nosologiques fixes et invariables. Les empoisonnements dus aux mêmes agents offrent actuellement les mêmes symptômes, la même gravité qu'autrefois. Il n'y a pas de transformation dans les maladies toxiques, tant que le même agent toxique en est la source. Les affections spécifiques vraies se comportent tout autrement. Etudier leurs modifications lentes et successives est un des côtés les plus intéressants de leur histoire ; elles naissent, s'étendent, se décomposent, s'affaiblissent, parfois s'éteignent, conservant rarement une physionomie immobile, et qui permette d'assimiler entièrement la maladie actuelle à celle qui a sévi dans les temps antérieurs. Les maladies épidémiques sont en travail continu de transformation ; nulle ne reproduit exactement celle de même nom qui l'a précédé. Les terribles épidémies de peste et de suette anglaise semblent effacées du nombre des fléaux qui nous menacent. La lèpre qui, probablement, a été spécique et contagieuse a disparu depuis des siècles. La variole, grâce à la vaccine sans doute, et aussi peut-être grâce à un affaiblissement progressif et naturel, ne répand plus, parmi nous, l'effroi qu'elle inspirait jadis. Le choléra épidémique, quoique la date de ses grandes apparitions soit relativement récente, n'offre plus une physionomie aussi funeste que celle d'il y a trente à quarante ans, et plusieurs de ses caractères symptomatiques sont certainement modifiés. La plus profonde et la plus curieuse, parmi les transformations des maladies virulentes, est à coup sûr celle de la syphilis. Où observe-t-on aujourd'hui rien qui soit comparable à l'épidémie de syphilis de 1493 et des années suivantes ? La syphilis elle-même s'est-elle montrée tout-d'un-coup, sans antécédents, sans préparation organique en quelque sorte; ou s'est-elle constituée par des transformations successives, acquérant peu à peu une existence nosologique distincte? Ces problèmes ont été posés par M. Ricord, et les hypothèses qu'il a émises sur ce sujet, dans ses *Lettres sur la syphilis*, méritent d'être reproduites:

« En étudiant avec soin, dit M. Ricord, la description de l'épidémie du xve siècle, je suis frappé d'un fait qui me semble d'un intérêt saisissant: le mode de transmission des accidents, leur gravité, la prédominance de l'infection constitutionnelle sur les phénomènes locaux qui manquaient souvent ou qui passaient inaperçus, tout cela me parait ressembler beaucoup plus à ce que nous connaissons aujourd'hui de la morve aiguë et du farcin qu'à la vérole. Van-Helmont a émis une idée analogue qu'on n'a pas manqué de trouver parfaitement ridicule; il fait venir la vérole du farcin, à la suite de je ne sais quels ignobles rapports de bestialité. A part, sans doute, la source honteuse où il avait puisé son opinion, Van-Helmont n'était peut être pas loin de la vérité.... La connaissance de la morve et du farcin chez l'homme est toute récente, et cependant l'aptitude de l'homme à contracter cette maladie qui a existé de tout temps sur l'espèce chevaline, cette aptitude ne doit pas être un fait récent. Que d'hommes morveux et farcineux ont dû être et ont été pris pour syphilitiques.

» Le mode de transmission de l'épidémie du xve siècle doit nous frapper. La maladie se communiquait souvent par le souffle de la respiration dans les églises, dans les confessionnaux, à ce point que le cardinal Wolsey, accusé d'avoir la vérole, fut mis en jugement pour avoir parlé à l'oreille du roi Henri VIII. Ce mode de propagation est tout à fait inexplicable pour la syphilis, qui exige un contact immédiat.... Dans tous les cas, l'épidémie que déjà certains auteurs considéraient comme un mélange des anciens maux vénériens et de la lèpre, ne peut elle pas plus probablement être considérée comme un mélange des anciens maux vénériens avec la morve et le farcin? La morve, si spontanée et si facile à se produire chez les chevaux, et surtout en temps de guerre et avec les encombrements qui la suivent.....

» Etudiez les symptômes et vous verrez se manifester d'abord et comme d'emblée les accidents les plus graves, ce qui n'arrive pas pour la syphilis d'aujourd'hui; vous verrez se produire du pus inoculable dans toutes les parties du corps, ce que nous ne voyons pas pour la syphilis actuelle..... Sait-on ce que peut produire la morve transmise d'homme à homme et s'éloignant de l'origine chevaline? Sait-on quelle est son influence héréditaire?

Car des individus morveux et farcineux peuvent procréer, et nous ignorons complètement ce que deviennent les produits de ces procréations. »

Oui, c'est un grand fait auquel la syphilis doit peut-être son origine, que les virus peuvent dégénérer et se transformer en passant d'un terrain organique à un autre. Ils se modifient aussi par l'action du temps, et le plus souvent s'affaiblissent par des transmissions successives. Il existe, sans doute, des influences qui raniment leur puissance, ou leur impriment une vigueur insolite; ces influences nous sont inconnues dans leur essence, mais l'histoire des maladies épidémiques ne permet pas de les contester. Les maladies spécifiques vraies sont les seules qui s'offrent avec ces variations; et le fait est d'autant plus remarquable que ces maladies ont été, entre toutes, comparées aux espèces animales et végétales, et qu'on a prétendu leur attribuer l'immutabilité de ces espèces. Erreur profonde! Les modes et les affections spécifiques doivent changer plus que tout autre mode morbide; car la cause occasionnelle qui les provoque, ou les produits spécifiques auxquels ils aboutissent, se modifient incessamment; tandis que les causes occasionnelles communes demeurent identiques à travers les âges. Aussi les affections communes, telles que pneumonie ou phlegmon, restent-elles semblables à elles-mêmes, et sous leurs formes diverses, l'histoire les retrouve dans le passé ce qu'elles sont dans le présent. Il en est de même pour les maladies par intoxication ; et, comme celles-ci, les fièvres paludéennes conservent une fixité de symptômes et de marche bien remarquable ; elles sont aujourd'hui ce qu'Hippocrate et Torti les observaient en Grèce et en Italie. Rien ne s'est ajouté à leur histoire, rien n'en a disparu ; aussi peut-on dire que l'étude nosologique de ces maladies a depuis longtemps atteint sa perfection, et il ne nous reste, en face des malades, qu'à retrouver et à admirer les descriptions données par nos devanciers. Sur ce point encore, le génie des fièvres paludéennes se sépare du génie des maladies spécifiques vraies, et indique qu'elles ne sont pas de même source.

Nous ne poursuivrons pas plus loin l'étude comparée des maladies par intoxication et des maladies spécifiques vraies. Bien d'autres distinctions seraient à produire, non moins essentielles que les précédentes ; ces distinctions ressortiront d'elles-mêmes lorsque nous étudierons la marche, l'évolution et la fin des affections spécifiques vraies. On achèvera de se convaincre alors que, sous tous les rapports, ces dernières maladies s'éloignent de celles que cause un agent toxique, et que la prétendue réunion de toutes ces maladies en une seule classe, celle des maladies spécifiques, est un acte arbitraire et que rien ne légitime.

Qu'importe, en effet, ce caractère de cause unique et invariable, seule raison de cette agglomération nosologique, si cette cause unique et invariable est absolument différente dans les deux cas; et si nul des effets que chaque ordre de causes engendre, nul des actes morbides qui en sont la suite, ne peuvent, même de loin, être rapprochés les uns des autres? Il faut un caractère commun pour constituer une classe nosologique, alors même que cette classe va se subdiviser en deux ou trois genres distincts : où se trouve ici ce caractère commun? Il n'existe ni dans la cause extérieure qui est radicalement différente, ni dans la physionomie symptomatique des maladies, ni dans leur marche et dans la fin où elles tendent; où donc le chercher, si ce n'est dans les idées préconçues des pathologistes, qui substituent leurs propres conceptions à la nature des choses?

Je ne pense pas que l'on défende l'extension de la notion de cause et de maladie spécifiques, soutenue par M. Gintrac; cependant, il y a beaucoup plus de rapport entre les maladies spécifiques mécaniques ou chimiques d'une part, et, de l'autre, les maladies spécifiques toxiques, toutes adoptées par cet auteur, qu'il n'y en a entre les maladies toxiques et les spécifiques vraies. L'action lésante

des causes spécifiques mécaniques et chimiques
tient, par certains côtés, à l'action lésante des
causes toxiques, ainsi que nous l'avons montré ;
mais dans les maladies spécifiques vraies, spontanées ou provoquées, où rencontrer une action pareille ? Nous l'avons déjà vu et le verrons mieux
encore, dans ces affections qui émanent des plus
profondes sources de la vitalité, rien n'est lésion
directe et primitive des humeurs et des tissus.
Pourquoi accepter ici des rapprochements que rien
n'autorise, tandis qu'on les refuse là où ils seraient
plus réellement motivés ?

Nul encore ne voudrait consentir à rassembler
sous un même chef les maladies spécifiques vraies
et les maladies contagieuses et parasitaires : cependant ne trouverait-on pas des rapports plus réels
entre les unes et les autres, qu'entre les deux ordres de maladies dont on prétend composer la
grande classe des maladies spécifiques ? Ce parasite
qui passe d'un organisme à l'autre pour susciter,
sur chacun, des altérations et des troubles identiques, n'est-il pas comparable à la graine ou au
germe virulent, allant, comme un parasite, de l'organisme malade à l'organisme sain, se multipliant
chez celui-ci, et y provoquant une suite de désordres morbides pareille à celle observée sur l'autre
organisme ? Cette analogie, grossière si l'on veut,
n'en est pas moins irrécusable ; et l'on ne saurait

en signaler une quelconque entre la maladie toxique et la maladie spécifique vraie. Il y a, comme
lien entre ces deux dernières, une cause unique et
invariable dans ses effets; mais ce lien existe plus
fort encore entre les maladies parasitaires contagieuses et les spécifiques vraies; s'il a une valeur
dans un cas, cette valeur subsiste pour l'autre; si
cette valeur est nulle, alors que la cause unique
n'agit pas d'une manière comparable, plus rien ne
relie les maladies par intoxication et les affections
spécifiques vraies.

Telle est, en effet, l'évidente conclusion qui
ressort de tous les points de cette étude: il faut
abandonner, comme contraire à la nature, cette
classe des maladies spécifiques amalgamant, d'un
côté, les spécifiques dites fécondes, et, de l'autre,
les spécifiques dites stériles. Ces dernières ne sont
spécifiques à aucun titre. Laissons aux mots leur
signification simple et réelle: n'appelons pas les
maladies par intoxication, spécifiques stériles. C'est
là de l'antithèse, plutôt que de la science. Appelons
ces maladies simplement toxiques; elles ont droit à
constituer, à elles seules, une classe nosologique
naturelle, si tant est qu'il faille les faire rentrer
dans la nosologie. Peut-être serait-il plus médical
de les placer, non au dedans, mais à côté de la
nosologie. On ne garderait dans la nosologie, que
des affections de cause interne, et pouvant sortir

pleinement de la spontanéite vivante; à côté de la nosologie, on placerait alors toute une classe d'affections de cause externe, affections que la spontanéité vivante ne saurait émettre d'elle-même, et qu'une cause nécessaire et extérieure provoquerait directement.

CHAPITRE V.

Nous ne saurions donner une idée complète de
la notion de spécificité, et déterminer la nature
des maladies spécifiques vraies, sans retracer,
dans ses traits essentiels, la pathogénie de ces
affections. Nous avons ici un double travail à
accomplir : l'un pour réfuter les opinions systématiques émises sur la pathogénie de l'état spécifique et virulent ; l'autre, pour établir la légitime
application de la doctrine étiologique générale à la
spécificité morbide, et pour montrer que les caractères propres de celle-ci, loin d'être incompatibles,
s'accordent avec les éléments essentiels de cette
doctrine, et que la spontanéité des faits morbides
est une vérité d'étiologie aussi bien pour les maladies spécifiques que pour les maladies communes.

Je n'ignore pas que bien des médecins estiment peu des discussions qu'ils appellent purement théoriques ; ils n'y voient qu'incertitudes ou illusions ; raconter les caractères extérieurs des faits et leurs rapports les plus apparents, leur semble toute la science. Je ne puis partager ces sentiments. Je l'ai déjà et souvent démontré, toute certitude scientifique remonte nécessairement à des notions doctrinales, hors desquelles l'observation chancelle et s'égare, ne sachant quel est le terrain sur lequel elle marche, ni le but auquel elle doit tendre. Nous demanderons donc à la science pure, à la pathogénie des maladies spécifiques, la démonstration des vérités pratiques que nous cherchons à faire prévaloir sur la constitution et la nature de l'état spécifique. Voyons d'abord les systèmes dont il nous faut repousser les données premières et les conclusions.

L'idée pathogénique des maladies spécifiques vraies réside, pour nombre de médecins, dans une comparaison, ou même dans une assimilation de ces maladies avec les espèces végétales, ou avec les espèces animales inférieures et rudimentaires. Comme ces espèces, les maladies virulentes et miasmatiques naissent, dit-on, de graines ou de germes ; ceux-ci se développent lorsqu'ils rencontrent un terrain favorable ; ce développement détermine et soutient le développement de la maladie ;

les graines ou germes fructifient enfin ; et lorsque cette dernière manifestation de leur activité est accomplie, les germes se répandent au dehors, et la maladie s'éteint.

Cette pathogénie, toute en images, n'est pas sérieuse, malgré la complaisance avec laquelle on la reproduit. Les comparaisons, en médecine, sont d'ordinaire aussi dangereuses que faciles; elles tiennent lieu trop souvent de la raison des choses, et font perdre à l'esprit scientifique sa juste sévérité. Baglivi le disait déjà : « Argumentatio à simili sicuti facilior omnium est, ità si debitè non instituatur, cæteris omnibus fallaciores deducit conclusiones. Nec aliundè medicorum in inquirendo impatientia tam apertè deducitur, quam à falsis similitudinibus, quibus illi tum in curandis morbis, tum in judicando de iisdem tantopere indulgent. »

Oui, celui qui, dans les questions générales de pathologie, se contente de ces analogies vulgaires, et de ces similitudes presque grossières qui encombrent la science, celui-là oublie bientôt tout sentiment réel de doctrine, et peu-à-peu finit par ne plus envisager en face aucune des conditions nécessaires de la vie et de la maladie. Il aboutit sur cette pente à de fausses conceptions qui, tôt ou tard, substituent l'erreur franche au vague instinct du vrai qui peut-être l'inspirait d'abord. C'est ainsi que dans cette hypothèse des virus et des miasmes germant par eux-mêmes, l'organisme n'est plus que le terrain offert à cette singulière germination ; le centre et l'activité morbides se trouvent, dès lors, déplacés ; ils n'appartiennent plus à l'organisme, mais à la graine qui germe. Non seulement la maladie spécifique spontanée devient incompréhensible ; on ne saurait même comprendre cette spontanéité qui subsiste dans la maladie spécifique provoquée, comme dans toute maladie. Par suite, l'action thérapeutique ne doit plus tendre à modifier l'activité organique qui crée et soutient la maladie, mais à restreindre ou à étouffer les germes qui se multiplient, et couvrent de leurs produits tout le terrain vivant. Interprétations contraires à tous les enseignements pathologiques et cliniques. Réfuter en détail cette doctrine des germes nous paraît inutile ; nous avons déjà montré ce qu'elle contient d'arbitraire et d'opposé aux faits d'observation. Du prétendu germe primitif à la prétendue fructification ultime, il n'y a aucun lien de génération directe ; entre les deux s'ouvre l'abime de la vie organique, où les germes tombés s'anéantissent, ne laissant d'eux qu'un retentissement plus ou moins prolongé, une impression plus ou moins profonde. De cet abime vivant surgiront ensuite, par une lente et active génération, des produits morbides nouveaux ; lesquels éliminés de l'organisme sont germes à leur tour, et pourront provoquer ailleurs l'affection originelle dont ils sont la représentation extérieure et physique. Cette physiologie des maladies virulentes et miasmatiques s'évanouit donc, dès qu'on la serre de près ; elle ne peut satisfaire le besoin de précision expérimentale que ressent la science moderne.

La chimie, la chimie seule, en s'emparant de la matière organique, devait tout promettre aux médecins. Après avoir déterminé, par les plus délicates analyses, les conditions variées et changeantes des actes vitaux, et après avoir audacieusement présenté ces conditions toutes physiques comme le principe et la raison même de ces actes, elle devait aller plus loin dans cette voie, et chercher la raison des maladies là où elle croyait avoir trouvé la raison des fonctions organiques. Les maladies virulentes étaient en tête de celles que la chimie devait soumettre à ses interprétations. Le virus pénétrant au sein de nos humeurs, les infectant et les altérant, n'offrait-il pas à l'analyse chimique les plus attachants secrets à dévoiler ? Quelle facilité, pour atteindre ce but, que celle de pouvoir expérimenter dans des conditions déterminées, et d'approcher, à volonté, d'un animal sain le virus infectant ! Quelle conquête et quelle gloire d'éclaircir ainsi les plus obscurs problèmes de la pathologie humaine !

Les théories n'ont pas manqué à l'appel ; toutes

tendent à s'appuyer sur cette chimie mystérieuse et intime, qui ne se traduit pas par des réactions et des décompositions subites ou flagrantes, par des changements d'état complets et frappant la masse entière au sein de laquelle ils s'opèrent, mais par des modifications lentes, successives, chimiquement insensibles, qui laissent aux éléments organiques la même composition apparente, alors pourtant qu'un travail profond les possède et les transforme. C'est cette chimie, faite de lumière et d'ombres, d'illusions et de réalités, qui a conçu les théories des fermentations et des actions catalytiques, et essayé de définir, à leur aide, la pathogénie des maladies spécifiques. Bien des adeptes fameux dans l'ancienne médecine, et, à notre époque, toute une cohorte de savants illustres se sont laissé entraîner à ces tentatives décevantes. Leurs noms sont en tel nombre, que nous renonçons à les produire. Nous attachant uniquement aux idées émises, nous choisirons, parmi les travaux les plus modernes, un exposé autorisé de ces idées ; nous emprunterons successivement à MM. Mialhe et Robin leurs théories sur la pathogénie des maladies virulentes. Ces théories peuvent être présentées comme des types auxquels se rapportent toutes les autres ; l'une s'appuie plus particulièrement sur l'étude des fermentations, et l'autre sur l'étude des actions catalytiques.

Assimiler les virus à des ferments, et les maladies virulentes à des fermentations, est une opinion bien ancienne, et qui n'a jamais été abandonnée, tant elle avait de quoi séduire ceux qui aiment les entreprises systématiques. Elle s'est renouvelée d'âge en âge, se transformant suivant les découvertes de l'analyse chimico-organique. C'est ainsi que la théorie des fermentations morbides a trouvé une forme dernière dans les travaux d'analyse dont les principales sécrétions ont été le sujet. On a reconnu, comme élément actif, dans les liquides sécrétés, des ferments organiques dont le rôle est de modifier, sans les altérer sensiblement, les diverses substances introduites dans l'organisme, de façon à rendre ces substances solubles et assimilables. M. Mialhe en s'avançant dans cette voie, s'est trouvé naturellement conduit à expliquer par des fermentations spéciales la production des maladies virulentes. Chimiste savant, il s'est cru appelé à résoudre les plus hautes questions de pathogénie médicale. La théorie chimique des fonctions de digestion et d'assimilation lui a fourni la théorie des maladies qui troublent ces fonctions. Les faits de détail se sont effacés, à ses yeux, dans les vues d'ensemble : il ne s'arrête pas à distinguer les venins d'avec les virus, malgré les différences cliniques qui les séparent. Les purs enseignements cliniques ont-ils une valeur qui puisse lutter contre les inductions de la chimie ? Les venins et les virus produisent dans le sang, suivant M. Mialhe, des réactions chimiques anormales de même nature; il faut donc faire une seule classe de ces agents et des maladies qu'ils déterminent.

« A cette classe, dit l'auteur de la *Chimie appliquée*, appartiennent le venin du serpent à sonnettes et autres, les virus de la rage, de la morve, du choléra, de la peste, de la fièvre jaune, de la fièvre typhoïde, de la variole, de la vaccine, de la syphilis, de l'infection purulente, etc. Nul doute que ces venins et que ces virus n'agissent sur l'économie à la manière de certains ferments, et ne se comportent avec les éléments organiques du sang, comme le fait la synaptase sur l'amygdaline, la diastase sur l'amidon, la pepsine sur les matières albuminoïdes, etc. Et la preuve que l'action de ces venins et de ces virus est tout-à-fait analogue à celle des ferments, c'est que tous les agents médicaménteux qui annulent l'action spécifique des venins et des virus, sont précisément ceux qui anéantissent le plus aisément l'action spécifique des ferments : tels sont la chaleur, les acides puissants, les alcalis caustiques, les sels coagulants. On nous objectera peut-être (l'auteur ne prévoit que cette objection !) que deux des substances chimiques qui empêchent le plus complètement le développement de toute espèce de fermentation, le tannin et la créosote, ne sont pourtant pas comprises au nombre des agents anti-contagieux. Mais cette objection est sans valeur, car, à coup sûr, le tannin et la créosote agiraient infailliblement sur tous les genres de venins et de virus, comme ils agissent sur toute espèce de ferment. »

La preuve unique apportée par M. Mialhe en faveur de l'assimilation des virus et des ferments consiste dans ce fait que les mêmes agents détruisent et les virus et les ferments : il suffirait de faire remarquer que cette preuve, quelle que soit sa valeur, s'adresse au virus, fait extérieur, matière organique, et nullement à la maladie virulente. La chaleur, les acides puissants, les alcalis caustiques, mis en rapport ou en contact avec les virus rabique, morveux, varioleux, vaccinal, avec le pus infectant de la pyhémie, détruisent ces virus et ces pus : le fait n'a, certes, rien d'imprévu, ni de singulier ; ces agents détruisent toute matière organique; ils détruisent la matière virulente à laquelle on ne conteste ni l'origine, ni les propriétés organiques, ou qui, du moins, n'existe que dans et par la matière organique. Mais, en vérité, s'agit-il de savoir ce qui détruit directement la matière virulente, et peut-on chercher dans cette action de destruction la preuve du mode d'action des virus au sein de l'organisme ? Evidemment non, et c'est une étrange confusion que de conclure de l'un de ces faits à l'autre. Ce qu'il faut chercher, ce n'est pas la destruction facile de la matière virulente, c'est la neutralisation des troubles vitaux occasionnés par les virus ou les miasmes absorbés. C'est ce milieu nouveau qu'il faut interroger pour lui demander des analogies légitimes, et, sinon des preuves, du moins des probabilités de quelque valeur. Ces preuves ou ces probabilités, les seules dont la science des maladies ait à se préoccuper, où sont-elles ? Nulle part encore ; car la chaleur, les alcalis caustiques, les acides puissants n'ont jamais guéri une maladie miasmatique ou virulente, pas plus le typhus que la rage, la morve que l'infection purulente ou que toute autre.

Les analogies invoquées par M. Mialhe valent-elles mieux que les preuves qu'il apporte ? Il est hors de doute, d'après ce savant, que les virus agissent comme des ferments sur le sang, et se comportent avec lui comme la diastase avec l'amidon, et la pepsine avec les matières albuminoïdes. Sur quels fondements s'appuyent ces analogies ? Où en est la raison prochaine ou éloignée ? La diastase a pour témoin de son action sur l'amidon, la conversion de l'amidon en sucre, et la pepsine prouve son action par la dissolution rapide des matières albuminoïdes. Les miasmes infectieux ou les virus exercent-ils sur le sang une action pareille ; transforment-ils ce liquide en un autre produit, ou développent-ils, au sein de ce liquide, un produit nouveau? Le virus de la rage est, certes, un virus puissant: modifie-t-il le sang, lui donne-t-il des qualités particulières et matériellement appréciables? Le virus de la vaccine et de la variole imprime-t-il au sang qui circule dans les vaisseaux, des altérations qu'il soit possible de saisir et de déterminer? Qui ne sait le contraire? Voilà un varioleux dont la peau va se couvrir de pustules, lesquelles fourniront en abondance le virus qui caractérise la maladie; et cependant le sang de ce varioleux, si on l'examine, loin d'être transformé comme sous l'action d'un ferment, présentera les caractères du sang normal; ou si quelque modification apparaît dans sa constitution, cette modification est commune à l'ensemble des pyrexies, et n'a rien de spécial au cas présent, quoique ce cas soit en lui-même profondément distinct de tout autre. Le sang des syphilitiques, à une certaine période des accidents morbides, peut transmettre la syphilis; des expérimentations concluantes semblent le prouver: ce sang, soumis à tous les procédés d'analyse présente cependant une composition analogue au sang des sujets non syphilitiques. Comment induire de là que le virus syphilitique agit à la manière d'un ferment, et transforme le sang comme la diastase tranforme les féculents et la pepsine les matières albuminoïdes? Où trouver une seule apparence de ces transformations si facilement admises ou supposées? Quelle analyse probante, assurée, que chacun puisse contrôler et reproduire à volonté, permet de telles assertions? Emettre des lois générales est l'œuvre la plus grave de la science : est-ce avoir conscience de cette œuvre et de ses difficultés, que de poser des lois sans les appuyer, ni sur l'un de ces principes qui ont pour eux l'évidence et ses certitudes, ni sur l'une de ces démonstrations expérimentales qui mettent à nu les conditions prochaines de la production des phénomènes ?

J'ai hâte d'arriver à une forme plus voulue et plus méditée de la pathogénie des maladies virulentes : M. le professeur Robin, dans un savant mémoire, a essayé de ranger l'action des virus au nombre des actions par catalyse isomérique, et de subordonner à un état catalytique des humeurs les états de virulence et de putridité. Nous allons résumer dans ses points essentiels le remarquable travail de M. Robin, lu à la Société de Biologie sous ce titre : *Sur les Etats de virulence et de putridité de la substance organisée* (1).

« La substance organisée par suite de l'instabilité de sa composition peut, d'après M. Robin,

____

(1) Publié dans la *Gazette médicale de Paris*, 2 janvier 1864.

présenter plusieurs modes d'altération qui consistent en certains changements catalytiques qui surviennent dans les substances organiques soit des humeurs, soit des éléments anatomiques. Ces substances organiques ainsi altérées conservent toutes les qualités physiques de l'état normal; mais au point de vue dynamique elles ont acquis la propriété de transmettre à toute autre substance organique saine un état analogue au leur; c'est cette propriété nouvelle, mieux connue que la perturbation de l'état moléculaire de ces substances altérées, qui sert à désigner l'altération spéciale dont elles sont atteintes; c'est l'*altération virulente des humeurs et des tissus*. Cette altération s'établit par catalyse isomérique, c'est-à-dire, par une simple action de contact qui, sans rien changer aux caractères physico-chimiques, transforme les propriétés dynamiques. Le simple contact des substances dynamiques ainsi altérées avec des substances saines d'espèce semblable ou d'autre espèce, transmet à celle-ci le mode d'altération des premières; lors même que les substances altérées apportées au contact sont en quantité minime, parce que la modification a lieu graduellement de proche en proche, molécule à molécule.

L'état virulent étant caractérisé par une modification catalytique des substances organiques, il n'est pas étonnant, suivant M. Robin, de voir certaines maladies simplement épidémiques ou endémiques offrir des cas manifestes de contagion miasmatique, comme la suette, le choléra, la dysenterie, la fièvre typhoïde, le typhus, etc. Il suffit qu'un individu atteint de l'une de ces affections se trouve placé dans des conditions telles que ses humeurs subissent une certaine altération à un degré plus prononcé que chez les autres malades. Les substances organiques altérées qui constituent le virus peuvent être entraînées par la vapeur d'eau qu'exhale le poumon, et rejetées dans l'atmosphère ; dès lors respiré par des populations entières, il se transmet à la manière d'un miasme. C'est ainsi qu'agissent les virus variolique, typhique, scarlatineux, etc. Selon le mode d'altération des substances organiques qui cause l'état virulent, le mode de transmission de celui-ci varie. Ainsi les virus charbonneux, syphilitique, rabique se transmettent par contact ou par inoculation ; le virus vaccin par inoculation seulement ; les virus de la scarlatine, du typhus, etc., par l'intermédiaire de l'air respiré seulement ; le virus variolique par tous ces modes à la fois. Pour qu'une humeur virulente détermine une modification analogue à celle qui la caractérise dans les humeurs d'un autre individu, il faut que ce dernier soit dans certaines conditions naturelles ou accidentelles de constitution, de nourriture, etc. C'est ce qui fait que l'on voit les virus, même le syphilitique, ne pas avoir prise sur tous les individus, et causer des actions différentes sur la constitution de chacun.

» Ainsi les virus ne sont pas une chose pondérable, un corps, un principe distinct et séparable des humeurs ou des tissus ; ce sont ces tissus et ces humeurs mêmes, arrivés graduellement à un certain état d'altération *totius substantiæ*, dit virulence, ce sont le sang, le mucus, le pus, les muscles, etc., devenus *virulents*.

» Les miasmes, très voisins des virus, sont des particules des substances organiques altérées, volatiles ou emportées par les liquides volatils lors de leur évaporation, qui proviennent des tissus animaux ou végétaux en voie de décomposition, des déjections, des exhalations pulmonaires ou sudorales d'animaux sains ou malades, et déterminent alors des accidents différents. Leur manière de déterminer des accidents par transmission de l'état d'altération qu'ils offrent est analogue à celui des virus ; le temps qu'il faut à partir du moment de l'action du miasme pour qu'il amène les accidents morbides est analogue à celui du virus. Ce temps porte le nom d'*incubation*. Quelque court que soit ce temps, le mode d'action des matières virulentes et des miasmes est bien différent de celui des poisons par sa lenteur et par la nature des accidents. Quand l'économie est en souffrance, le miasme qui a causé la souffrance n'y est plus, c'est l'altération consécutive des humeurs et des tissus qui existe. Pour guérir alors, il ne s'agit pas, comme de fausses notions sur les miasmes le font dire, de détruire ou de neutraliser le miasme, puisqu'il n'est pas fixé dans l'économie à la manière d'un poison, mais il s'agit de ramener les humeurs à leur état normal par des moyens propres à faire cesser leur état d'altération, et non par ceux qui hâtent l'élimination des poisons.

» C'est pour n'avoir pas connu les propriétés des substances organiques, les lois qui président à leurs modifications isomériques, à leur décomposition, et à l'influence des unes sur les autres lorsqu'elles passent par ces divers états, que beaucoup d'auteurs ont admis, à tort, qu'elles étaient le siége de qualités mystérieuses, inconnues et à jamais inexplicables, en raison d'une origine appelée *surnaturelle*.

» Ces actions chimiques, ajoute M. Robin, dites indirectes, de contact ou catalytiques, ont été longtemps considérées comme de nature vitale, c'est-à-dire, obscure et mystérieuse, ou comme dues à une cause siégeant en dehors du corps même où se passaient ces actions. Rien n'est vital dans la production de ces états isomériques, dits virulents, des substances organiques placées dans certaines conditions déterminées ; rien n'est vital non plus

dans la transmission graduelle de ces états, transmission qui s'accomplit d'après les lois mêmes des
actions qui les ont amenés. Il n'y a de vital que les
troubles que ces actions ainsi transmises suscitent
dans les propriétés naturelles de la substance organisée jusque là demeurée saine. Si nous connaissions à fond les modifications isomériques de la
matière organisée à l'état virulent, nous pourrions
facilement ramener la substance modifiée accidentellement à son état naturel, c'est-à-dire, faire
cesser sa transmission nuisible, et, en d'autres
termes, arriver à la thérapeutique de ces effets
accidentels. »

Nous avons tenu à présenter un exposé fidèle des
opinions de M. le professeur Robin. Cette théorie de
la virulence, quoique nous ne puissions l'admettre,
a le grand mérite de distinguer l'état virulent de
tout autre, d'en tracer les conditions principales,
et de marquer les différences profondes qui séparent
les virus des poisons ; différences telles que l'action
pathogénique des uns n'offre aucun point de comparaison avec l'action pathogénique des autres. Il y
a donc là un sentiment vrai des choses, auquel il
faut applaudir d'autant plus qu'il est rare. Seulement, si les problèmes sont posés, la solution donnée
ne nous paraît pas en rapport avec la nature réelle
des faits.

L'état virulent, nous dit-on, est un état purement chimique : c'est un changement catalytique des humeurs et des tissus. Telle est la première assertion : où en est la preuve directe et formelle ? Nulle part, sinon dans les plus évidentes confusions. Cette prétendue altération catalytique, en effet, laisse dans toute son intégrité les caractères physico-chimiques des humeurs et des tissus ; elle ne se révèle que par une transformation des propriétés dynamiques. S'il s'agissait ici d'une transformation des véritables propriétés dynamiques de la matière, la proposition émise aurait un sens et une valeur ; exacte ou non, elle ne serait pas en contradiction avec les données scientifiques, et ne conduirait pas à justifier un fait d'une nature déterminée, par d'autres faits complètement étrangers au premier et à sa nature. Lorsqu'on avance, en chimie, qu'il y a acte catalytique, cela veut dire que la constitution de la matière restant analytiquement la même, cette matière acquiert d'autres propriétés physiques, et manifeste une activité chimique nouvelle. Ainsi par exemple, lorsque, par action catalytique, la diastase agit sur l'amidon, et la pepsine sur les matières albuminoïdes, l'amidon et les matières albuminoïdes, tout en conservant leur composition moléculaire, d'insolubles et inassimilables, deviennent solubles dans nos humeurs et prêtes à l'assimilation. Il y a là un changement appréciable dans les propriétés de la matière, et l'on appelle ce changement, par catalyse, afin d'indiquer qu'il s'opère par la simple présence d'une autre matière, et sans qu'il y ait décomposition réelle de la matière qui se transforme. En d'autres cas, l'action catalytique aboutit à une véritable décomposition : telle est la décomposition du sucre en alcool, acide carbonique et eau, sous l'influence d'un ferment ou d'une matière fermentescible. Ici les effets sont encore plus marqués que dans le premier cas ; on appelle cette décomposition, par catalyse, pour témoigner qu'elle s'opère par la simple présence d'un agent nouveau, lequel n'entre pas lui-même dans les composés nouveaux qui surgissent. Observe-t-on rien de comparable dans la prétendue action catalytique des virus ? On affirme que nos tissus et nos humeurs sont catalytiquement transformés : où est le plus faible indice d'une pareille transformation ? Quelle est celle des propriétés physiques des tissus et des humeurs qui se montre modifiée ? Voici le sang d'un homme que le virus rabique a mortellement atteint, où le sang d'un enfant qui couve une fièvre éruptive : quelles différences les virus, qui sont censés le transformer par catalyse, ont-ils imprimées au liquide sanguin ? La chimie est muette ; ou plutôt elle reconnaît que les qualités du sang n'ont pas changé, malgré l'affection virulente dont souffre l'économie. Quelle est donc cette action catalytique dont on ne peut saisir aucun effet?

Mais l'effet, nous dit-on, n'est pas là où vous le cherchez ; il est à côté, dans les propriétés dyna-miques si profondément modifiées dont la maladie sort tout entière. Certes, voilà un effet appréciable, et dont nul ne saurait contester l'importance. Oui, mais cet effet n'a nul rapport avec la cause à laquelle on le rattache, et on ne peut le faire entrer en ligne de compte. Il s'agit d'actes et d'effets cata-lytiques, et non d'autres ; tout doit ici demeurer dans la sphère de la chimie pure. Il faut prouver la catalyse comme cause, par les résultats qu'une telle cause comporte, et non par des résultats qui tiennent à l'ordre exclusivement vital : ceux-ci peuvent invoquer comme leur cause une affection d'ordre vital, mais non une altération chimique. Sur quelle raison conclure des troubles nerveux qui menacent cet individu frappé de la rage, ou de l'éruption qui va surgir chez cet autre atteint d'une fièvre éruptive, à une altération catalytique des tissus et des humeurs produite par les virus rabique, scarlatineux, rubéolique ? Ce n'est pas l'état catalytique qu'il faut démontrer par les spas-mes rabiques ou par l'exanthème cutané ; ce sont ces spasmes et ces exanthèmes dont il faudrait éta-blir la cause dans l'état catalytique ; et la première chose à faire dans ce but, c'est de démontrer au préalable l'état catalytique, et d'en puiser les preu-ves dans l'étude directe de cet état lui-même.

Le système pathogénique fondé sur l'action catalytique des virus manque donc d'une base sérieuse; ni l'expérimentation, ni l'observation, ni
l'induction analogique, n'autorisent à présenter
cette hypothèse comme le fait initial et créateur des
maladies spécifiques. Cette hypothèse cependant,
toute arbitraire qu'elle est, s'accorde-t-elle avec les
caractères des maladies spécifiques, tels que nous
les avons retracés et que l'observation les consacre?
Loin de là; chacun de ces caractères condamne la
pathogénie par catalyse, et l'on retrouve ici ce
démenti soutenu que les faits infligent toujours
aux systèmes étroits et préconçus.

Comment expliquer la spontanéité des maladies
spécifiques vraies, lorsque l'on accepte l'action
catalytique des virus et des miasmes pour cause
pathogénique de ces maladies? Dira-t-on que sous
l'action des causes communes les humeurs et les
tissus peuvent contracter l'état virulent? Mais
observe-t-on, dans la chimie proprement dite,
l'état catalytique se produisant autrement que par
agent et action catalytiques? L'agent n'est-il pas,
ici comme ailleurs, la cause indispensable de l'acte?
Voit-on jamais deux liquides organiques placés
dans les mêmes conditions, soumis aux mêmes influences, et dont l'un se transformera par action
catalytique, et dont l'autre n'offrira aucune trace
d'action analogue? Ces faits ne s'observent-ils pas,

au contraire, journellement dans l'ordre des maladies spécifiques, et ne peut-on pas expérimentalement les produire? Sur un certain nombre de chevaux soumis aux mêmes conditions d'encombrement, également mal nourris et surmenés, les uns contracteront la morve, les autres souffriront, mais sans tomber dans aucun état virulent et spécifique. De pareils faits sont encore bien plus marqués dans la pathologie humaine, la plus riche de toutes, et aussi la plus variable et la plus spontanée. Comment expliquer la virulence dans un cas, et son absence dans l'autre? Pourquoi ici une transformation catalytique des humeurs, pourquoi cette transformation manque-t-elle ailleurs? Où est, dans la morve spontanée, cet agent catalytique qui doit de proche en proche changer l'état isomérique des tissus et des humeurs? Faudrait-il admettre la génération préalable et spontanée d'un virus qui ensuite attaquerait catalytiquement les humeurs et les tissus? La doctrine des catalyses nous ramènerait donc à cette étrange hypothèse qui, à elle seule, suffit à condamner les systèmes d'où elle surgit.

Tous les individus ne présentent pas une égale aptitude à la virulence: les uns subissent sans résistance l'action des virus, d'autres sont réfractaires à cette action, vivent au milieu des miasmes, ou souffrent le contact immédiat des virus, sans en ressentir les effets spécifiques. Comment la doctrine des maladies spécifiques par action catalytique s'accorde-t-elle avec ces faits d'observation vulgaire ? Les lois physico-chimiques n'admettent aucune de ces variations, de ces incertitudes que présentent, dans leurs actes et dans leurs fonctions, les corps vivants. Ceux-ci sont des centres propres d'activité et de déterminations successives : suivant leurs inclinations accidentelles ou permanentes, les actes sont tels ou tels ; en vertu de ces inclinations, par exemple, la maladie se déclare, ou la santé se maintient au milieu d'influences occasionnelles identiques. En chimie rien de pareil : tout y est nécessaire comme les activités immanentes de la matière ; il n'y a plus là d'individus, mais des forces qui embrassent le tout physique, et le gouvernent par des lois inflexibles. Lorsque, dans les conditions voulues, la diastase est en rapport avec l'amidon, la pepsine avec les matières albuminoïdes, un ferment organique avec une dissolution de glycose, il y a transformation de ces matières ; et cette transformation est fatale, dans toutes les circonstances pareilles ; il faudrait détruire le ferment pour que l'action catalytique n'eût pas lieu. Pourquoi n'en est-il pas ainsi de l'action catalytique des virus ? Pourquoi sévit-elle ici avec rigueur, tandis que là elle fait absolument défaut ?

Mais, nous dit-on : « pour qu'une humeur virulente détermine une modification analogue à celle qui la caractérise dans les humeurs d'un autre individu, il faut que ce dernier soit dans certaines conditions naturelles ou accidentelles de constitution, de nourriture, etc. » Ces conditions, quelles sont-elles ? On ne saurait accepter, en science, des termes vagues et indéterminés, au sujet de faits qui veulent être précis pour obtenir quelque autorité. L'observation et l'expérimentation sont là qui doivent permettre de caractériser les conditions à la faveur desquelles l'action catalytique des virus peut s'exercer. N'a-t-on pas précisé les conditions des actes catalytiques que la chimie observe ? Pourquoi serait-on dans l'impossibilité d'indiquer les conditions principales dans lesquelles le virus agira ? On est loin, cependant, de donner à ce sujet les plus simples indications. Non seulement on ne sait rien de ces prétendues conditions naturelles ou accidentelles, mais encore les propositions les plus contradictoires émises sur ces conditions, sont confirmées par l'expérience. Ainsi on peut choisir des individus placés dans des conditions aussi exactement semblables que possible, et l'on verra la prétendue action catalytique des virus se produire chez les uns, et faire défaut chez les autres ; et d'autre part des individus soumis à des influences profondément différentes, éloignés par toutes les conditions d'âge, de sexe, de tempérament, d'habitudes hygiéniques, ressentiront pareillement l'action virulente, et contracteront simultanément la même maladie spécifique. N'est-ce pas là la négation pratique de ces conditions naturelles ou accidentelles, invoquées pour parer à des difficultés qui restent invincibles ?

Cette négation s'accentue et s'étend dans tous les sens. Ce même individu qui aura résisté jusqu'alors à l'action contagieuse d'un virus, cèdera, à un moment donné, à la contagion, et cela sans que ses conditions physiques aient, en apparence, changé. Pourquoi cette résistance dans un cas, et cette aptitude dans l'autre ? Soutiendra-t-on que les conditions réelles de cet organisme se sont accidentellement modifiées ? Où est cette modification ? D'où serait provenu cet accident ? Nous parlons, en effet de ces cas fréquents, où rien de notable n'est venu troubler l'équilibre fonctionnel, où la vie commune s'est poursuivie sans secousse, ni impression sensible. Et pourtant le virus qui, hier, se montrait impuissant, demain, sur ce même organisme, provoquera un mouvement catalytique qui transformera la masse entière des tissus et des humeurs ! Singulière nouvéauté qu'une chimie aussi mobile et capricieuse dans ses procédés !

Il y a plus encore. Ce même individu qu'une affection spécifique aura saisi, deviendra, pour le reste de sa vie, réfractaire à cette affection ; et cependant, six mois, un an, deux ans après la maladie, la substance organique, humeurs et tissus, se seront complètement renouvelés ; le nouvel individu n'a physiquement plus rien gardé de l'ancien ; pourquoi cette immunité ? Pourquoi n'y a-t-il plus de catalyse possible sur ces humeurs et sur ces tissus ? Pourquoi le virus n'a-t-il plus son pouvoir chimique sur un corps qui chimiquement n'a rien qui puisse le préserver contre ce pouvoir ? Tous ces faits, et tant d'autres, ne sont-ils pas la réfutation vivante de ces catalyses commodes, agissant ou s'arrêtant à la volonté de l'esprit de système, mais que la nature moins facile dément à chacun de ses actes, parce que, quoiqu'on en ait, l'affection spécifique, comme toute maladie, demeure non une opération de la chimie, mais une œuvre de la vie elle-même, et que c'est à la vie seule qu'il faut demander la raison de ses œuvres.

L'hypothèse de l'action catalytique des virus ne permet pas plus d'expliquer les périodes diverses et l'évolution de la maladie spécifique, qu'elle n'en fait concevoir l'origine. Si l'on réfléchit que cette action catalytique est censée s'établir de proche en proche, et gagner graduellement la totalité des humeurs et des tissus de l'organisme, on se demande comment est possible la période d'incubation, et pourquoi l'explosion de la maladie spécifique est presque toujours brusque et vive. La maladie virulente ne devrait-elle pas s'établir par degrés comme l'altération virulente, se généraliser peu-à-peu, et successivement soulever les symptômes qui l'accusent? Comment concevoir, en outre, que ce soient les mêmes symptômes qui le plus souvent traduisent les maladies par action catalytique, et les maladies par cause commune? Voilà des humeurs et des tissus transformés par l'état virulent, et cependant ils produisent des troubles morbides, fièvre et hypérémies, qui sont entièrement comparables aux troubles morbides effectués par des causes traumatiques et accidentelles, qui laissent aux humeurs et aux tissus leurs propriétés naturelles. Que signifie donc cet état déclaré catalytique, et sur quoi se fonde-t-il, puisqu'en lui même rien ne l'établit? Les troubles vitaux qu'il suscite sont les mêmes que ceux dus aux réactions communes; pourquoi ce même résultat, ces mêmes manifestations quand les causes sont si profondément différentes, quand la matière vivante est toute transformée d'un côté, quand de l'autre, elle n'a subi aucune transformation? Ne serait-il pas plus simple et plus logique de conclure qu'à mêmes œuvres répondent mêmes agents, et que les réactions, dans les maladies spécifiques, s'opèrent, comme dans les maladies communes, à l'aide de tissus et d'humeurs jouissant des mêmes propriétés, des mêmes conditions organiques et vitales?

La terminaison de la maladie semble un démenti plus formel encore à la pathogénie catalytique de l'affection virulente. Cette maladie, en effet, les périodes d'état et de déclin accomplis, se juge par résolution naturelle, et les humeurs et les tissus que la catalyse avait transformés, reprennent leur composition comme leurs propriétés normales. Tout se retrouve après comme avant l'affection. A-t-on jamais vu les vraies opérations catalytiques se terminer de la sorte? Lorsque des matières amylacées ou albuminoïdes sont catalytiquement transformées, les voit-on revenir spontanément après cette transformation à leur état premier? Que sont devenus les humeurs et les tissus catalysés du malade atteint de maladie virulente? Ces humeurs et tissus ne sont-ils pas les mêmes chez le malade guéri que chez celui qui est en possession actuelle du mal? Pourquoi ne présentent-ils plus l'état catalytique? On nous dit que « si nous connaissions à fond les modifications isomériques de la matière organisée à l'état virulent, nous pourrions facilement ramener la substance modifiée accidentellement à son état naturel. » Ces facilités ne nous sont encore données pour aucun cas. Nous connaissons bien des agents susceptibles de détruire les ferments; ces agents n'ont jamais arrêté l'action d'un seul virus. Mais ce que nous connaissons, et ce qui ramène à son état naturel cette substance que l'on croit isomériquement modifiée, c'est la vie et ses réactions. La thérapeutique qui s'adresse à cette grande et universelle médicatrice, pour en respecter et soutenir les œuvres dans leur principe et dans leur fin, demeure éternellement utile et féconde, en regard de celle qui se perd à la recherche chimérique d'agents et d'opérations anti-catalytiques. Il est vrai que la première ne promettra jamais, pour fruit de ses études, le pouvoir de ramener facilement à l'état naturel la matière organique que l'action des virus en a détournée. Ce mode de guérison lui est à bon droit inconnu, et elle n'en éprouve pas le besoin. Ceux qui croient aux transformations isomériques virulentes, et qui les considèrent comme la cause réelle des maladies spécifiques, ceux-là, sans doute, ne sauraient concevoir une thérapeutique qui s'appuie sur l'évolution naturelle de ces maladies, ni une guérison qui soit la fin de cette évolution. Car les mouvements catalytiques qui s'emparent de la matière organique, se poursuivent jusqu'à accomplissement entier de la transformation commencée, et d'eux-mêmes, ils ne remontent jamais le courant qu'ils ont descendu. Tout, jusqu'à la guérison du mal, vient donc heurter et repousser ces suppositions de chimie isomérique, inspirées par le désir d'instituer une pathogénie systématiquement soumise aux seules lois de la matière physique.

Est-ce à dire parce que nous rejetons, devant l'enseignement des faits, ces lois imaginaires des maladies virulentes, est-ce à dire que nous considérions ces maladies comme douées de *qualités mystérieuses, inconnues, à jamais inexplicables*, et surtout que nous leur attribuions une *origine surnaturelle ?* Ces accusations sont toutes gratuites et arbitraires ; en ce qui nous concerne surtout, elles ne sauraient même se produire. Nous montrerons, en effet, que les lois qui régissent l'étiologie des maladies spécifiques ne sont pas différentes, dans leur essence, des lois d'étiologie générale ; qu'il n'y a qu'une pathogénie des affections morbides, et que des applications particulières de cette pathogénie ; que les caractères propres des maladies virulentes et miasmatiques ne sont pas incompatibles avec les caractères essentiels des autres entités morbides. Cela étant, nous faisons moins appel au mystère et à l'inconnu, que ceux qui invoquent des états isomériques que nul ne peut constater, qu'aucune analyse ne démontre. Quant à ce qui est de l'*origine surnaturelle* des maladies spécifiques, nous serions confondus de cette façon de qualifier des opinions médicales, si nous ne savions le sens que l'école positiviste a donné à ce mot de *surnaturel.* Cette école, en son langage bizarre, appelle surnaturelle toute origine qui suppose l'intervention causale d'une force étrangère aux forces physico-chimiques, comme si la nature ne devait et ne pouvait renfermer que ces dernières. Appeler la vie force et cause propres, et considérer l'organisme comme la réalisation visible de cette force, c'est donc entrer dans le domaine du surnaturel ; rattacher les effets à une cause qui réponde à leur nature, montrer que les faits vitaux, qui ne sont que sentiment et génération, relèvent, dans leur principe, non des activités physiques de la matière, mais d'une activité supérieure et irréductible dans son espèce, tout cela c'est faire du surnaturel. Qu'importent les démonstrations, l'observation, la raison ? Ce mot une fois prononcé, on en est accablé ; on tombe hors la loi scientifique.

Il faut accepter la chimie la plus douteuse, et lui rapporter la génération, l'évolution et la terminaison des maladies spécifiques ; gardons-nous surtout de remonter à la vie elle-même et à ses affections propres pour y chercher la cause réelle de ces maladies : sinon, nous serons pour le moins accusés de remonter à des sources *obscures et mystérieuses*, et d'invoquer une *cause siégeant en dehors du corps même où se passent les actions morbides.* Qu'est-ce à dire encore ? En quoi la vie et ses forces seraient-elles plus mystérieuses que toute autre existence, et que les autres forces de là matière ? L'observation ne permet-elle pas d'aborder les unes aussi bien que les autres ? Quelle est cette cause siégeant en dehors du corps, à laquelle on prétend que nous recourons comme des superstitieux à leur fétiche ? La vie siége-t-elle par hasard en dehors du corps même qu'elle crée et anime ? Dans quelle région inconnue la transportons-nous donc ? L'organisme ne serait rien sans elle, elle rien sans l'organisme, et on accuserait ceux qui professent ces opinions de faire de la vie une cause qui siégerait on ne sait où, pour y être je ne sais quoi ! Soutenir sans preuve sérieuse que la vie est, non pas une cause réalisée dans l'évolution organique, mais un résultat des combinaisons et des forces de la matière, avancer hardiment que le sentiment et la génération sont des effets d'une chimie infiniment délicate et subtile, quoique la chimie n'ait jamais pu reproduire même des images infimes de la moindre manifestation vivante, violenter les effets pour les soumettre à des causes qui ne les contiennent pas, serait-ce là du naturel, est-ce là concevoir les phénomènes dans leur cause ?

Qu'on nous pardonne cette hardiesse : pour nous, le naturel doit être conforme à la nature, et celle-ci est toute dans la subordination des effets à la cause qui les engendre. On affirme que rien n'est vital dans la production de l'état virulent et spécifique ; qu'il n'y a de vital que les troubles que l'état virulent suscite dans les propriétés de la substance organisée ; la cause du mal est donc déclarée toute chimique, et les effets provoqués sont dits vitaux. Nous proposerons une doctrine qui s'inspirera d'une autre logique, et qui mettra la cause en rapport avec ses effets. Si ceux-ci sont vitaux, si toutes les manifestations de la maladie sont vitales, nous oserons en conclure que l'origine et la cause de la maladie sont vitales aussi. La médecine n'échappe pas à la logique commune, et il ne lui est pas permis d'enfreindre les nécessités éternelles du bon sens et de la raison.

Après tant de vaines explications, essayons de retracer une pathogénie simple et vraie des maladies spécifiques.

CHAPITRE VI.

Tout ce qui est loi générale et absolue de pathogénie doit se retrouver dans chaque fait de pathogénie spéciale; les faits particuliers ne pouvant contredire les données nécessaires de l'ordre dont ils font partie. Nous avons donc, à l'avance, raconté la pathogénie des maladies spécifiques, dans ses traits essentiels du moins, lorsque nous avons exposé les conditions pathogéniques de la maladie en général. Nous avons montré, à ce moment, que nul fait extérieur ne causait directement un acte vital et morbide; que le physique ne pénétrait jamais comme tel le vivant, qu'il n'avait à l'égard de ce dernier que le pouvoir d'excitation. Cette excitation ressentie, la vie se déterminait ou non à répondre; dans tous les cas, elle demeurait maitresse et cause effective de ses mouvements et de ses actes. Le fait extérieur, s'il est hostile à l'ordre intérieur et vivant, peut donc devenir occasion de troubles, provocation à la maladie ; mais ces troubles sont ressentis, cette maladie est conçue par l'être vivant lui-même, en qui réside, active et pleine des développements où elle va courir, la cause morbifique, l'affection vitale. Ces principes d'étiologie médicale sont fondamentaux ; toute pathogénie qui les enfreint est condamnée. Il nous va suffire d'interroger avec eux les maladies spécifiques vraies, et de mettre ensuite en lumière les caractères propres et distinctifs de ce genre d'affections.

La pathogénie des maladies spécifiques doit, avant tout, déterminer les rapports de ces maladies avec les conditions extérieures qui marquent leur naissance. Sous ce point de vue, il y a deux ordres de maladies spécifiques : les spontanées et les provoquées. Il convient d'étudier séparément les unes et les autres, non pas qu'elles diffèrent de nature, et s'écartent par des caractères fondamentaux ; mais, au contraire, afin que l'étude complète des premières nous serve à mieux apprécier les liens qui les unissent aux dernières ; et que de la sorte nous établissions au-dessus de toutes l'unité qui les commande, et les ramène à un tout harmonique et défini. Les maladies spécifiques spontanées nous occuperont d'abord. Elles sont, en effet, les premières dans l'ordre d'apparition, et elles créent, dans le cours de leur évolution, les virus et les miasmes, qui, postérieurement serviront de provocation aux autres maladies spécifiques. La marche que nous allons suivre est donc tracée par la nature elle-même, et ce nous est une garantie de bonne direction.

Lorsque, dans le langage usuel de la pathologie, on déclare spontanée une maladie spécifique, cette expression ne s'applique pas à l'affirmation doctrinale de la spontanéité qui émet et règle tout fait morbide; elle signifie seulement que la maladie spécifique n'est pas due à un fait occasionnel spécifique, à un agent miasmatique et virulent, provenant lui-même d'une maladie identique à celle qu'il va provoquer. Le sens du mot spontané se spécialise donc dans ce cas, et perd la haute généralité qui en fait un caractère nécessaire de la maladie. En conséquence, toute maladie spécifique qui ne reconnait pas pour cause occasionnelle le produit spécifique d'une maladie de même nature, est dite spontanée. Par opposition, les maladies spécifiques dues à une intervention spécifique, à l'action d'une matière virulente ou miasmatique, sont dites provoquées.

On voit par là que la maladie spécifique spontanée n'implique pas l'absence de toute cause occasionnelle. Loin de là ; elle peut reconnaître pour cause l'ensemble entier de toutes les causes occasionnelles non spécifiques. Celles-ci sont dites communes, pour les distinguer des causes spécifiques. A l'inverse de ces dernières, unes et invariables dans leurs effets, les causes occasionnelles communes provoquent des effets variables, à savoir, des maladies différentes, et qui, de leur espèce, ne sont nécessairement attachées à aucun fait extérieur déterminé.

Quelles sont les causes occasionnelles des maladies spécifiques spontanées? Ces causes sont-elles sans avoir un caractère propre; et faut-il comprendre, parmi elles, toute cette énumération de faits extérieurs, dont est surchargée l'étiologie morbide, celle des maladies aiguës en particulier? Nous ne le pensons pas; pour être communes, les causes des maladies spécifiques spontanées ne sont pas banales, ainsi que les en accusait Requin. Elles possèdent, au contraire, un mode propre et spécial, dans leur généralité: ce mode est d'être profondément dépressives et altérantes de la vie nutritive et commune. Les unes dépriment l'être vivant en usant, par une dépense exagérée, ses forces mal réparées. Telles sont les fatigues excessives, prolongées et répétées outre mesure, jointes à une alimentation mauvaise et insuffisante. Toutefois, ces causes sont plutôt prédisposantes que déterminantes; à elles seules, elles ne feraient pas éclore la maladie spécifique; mais elles s'associent habituellement à une cause nouvelle et puissante de spécificité, l'encombrement.

Que fait l'encombrement et pourquoi agit-il avec une énergie si hostile? Question intéressante, parce que, tout en appartenant à l'étiologie de la spécificité spontanée, elle se rapproche pourtant, par degrés successifs, de l'étiologie de la spécificité provoquée, et finit presque par atteindre à la réalité des causes occasionnelles virulentes et miasmatiques. La puissance morbifique de l'encombrement est donc extrême, et, comme on va le voir, elle lui vient toute des conditions naturelles de l'organisme. L'organisme vivant, en effet, répand sans cesse autour de lui des matériaux de décomposition organique; il s'enveloppe d'un invisible milieu qui se forme et se renouvelle des émanations continues de sa propre substance. Ces matériaux et ces émanations, produits ultimes du mouvement fonctionnel de la matière organique, sont déjà nuisibles par eux-mêmes; car l'économie ne les rejette que parce qu'ils sont devenus impropres à sa conservation, et cause de troubles graves s'ils n'abandonnent pas les milieux organiques. En outre, comme toute matière organique rejetée hors de la circulation vivante, ils s'altèrent progressivement, jusqu'à ce que d'altération en altération, ils retournent à l'état purement inorganique. Ce retour est lent, et s'accomplit par la voie redoutable des fermentations putrides, sensibles ou insensibles. Ces conditions mauvaises sont annihilées si la vie se passe à l'air libre, ou dans des milieux où l'air entre en quantité suffisante, et se renouvelle largement; elles font sentir toute leur action si la vie se passe dans des milieux encombrés, où se pressent, en des espaces étroits, un nombre disproportionné d'êtres vivants.

L'encombrement, en effet, accumule en un lieu fermé, ou d'accès difficile à l'air, des matériaux organiques éliminés et par conséquent inassimilables et nuisibles; il les condense en une atmosphère artificielle où se passent bientôt des transformations catalytiques qui accroissent et multiplient les qualités funestes de cette atmosphère confinée. Les transformations catalytiques virulentes, si elles ne sauraient s'emparer des humeurs et des tissus vivants, s'exercent irrésistiblement sur la matière organique morte, et y amènent les degrés divers de la virulence putride. Les êtres vivants renfermés et pressés dans ces milieux délétères, condamnés à absorber par les voies pulmonaires des matières plus hostiles à la vie que celles qu'ils éliminent, souvent, en outre, épuisés de travail et de fatigues, mal ou pauvrement nourris, parfois atteints jusque dans leurs forces morales, subissent et offrent toutes les conditions favorables aux maladies spécifiques spontanées. C'est ainsi que les casernes, les camps, les hôpitaux, les prisons, les navires, les garnis encombrés, sont des foyers permanents de maladies spécifiques.

Malgré l'influence pathogénique considérable de ces conditions, les maladies spécifiques qu'elles provoquent, demeurent spontanées; car ces conditions ne déterminent pas exclusivement une espèce morbide, comme le ferait un virus particulier; elles sont communes, et peuvent engendrer des espèces morbides différentes, appartenant presque toujours d'ailleurs à la classe des maladies spécifiques. Tantôt, et nous ne quitterons pas la pathologie humaine, elles provoqueront le typhus contagieux, tantôt la dysenterie, ici la fièvre de famine, et là la fièvre typhoïde, ailleurs, la méningite épidémique, la stomatite ulcéro-membraneuse, l'infection purulente, la fièvre purulente puerpérale, les érysipèles adynamiques, la pourriture d'hôpital, l'ictère épidémique des prisons et des casernes, etc. Parfois, comme pour l'infection purulente ou la fièvre puerpérale, on pourra invoquer les conditions spéciales du terrain pathologique; le plus souvent, on ne reconnaîtra d'autres causes occasionnelles que les causes communes dont l'encombrement et la misère sont le type ordinaire.

La différence des maladies spécifiques engendrées tient alors au mode spécial dont l'être vivant a ressenti ces causes, aux autres conditions communes de la vie réagissante, à ses prédispositions acquises, aux influences plus particulières du milieu et du régime. La maladie spécifique spontanée jette ensuite, dans ces foyers où elle a été créée, de nouveaux éléments occasionnels, non plus communs désormais, mais vraiment spécifiques; et de la sorte, naissent des maladies épidémiques, limitées à un centre, propres à un établissement, à un quartier spécial. Dans la production et dans la propagation de ces épidémies interviennent, à la fois et tour-à-tour, les éléments occasionnels communs primitifs, et des éléments occasionnels spécifiques, éléments de la seconde heure, non moins actifs que les premiers.

Ces causes communes de la spécificité, l'être vivant se les crée à lui même, pour ainsi dire; elles émanent de lui, et sont en quelque sorte sous sa dépendance, puisqu'il pourrait les supprimer. Aussi désignerions-nous volontiers ces causes communes sous les noms de personnelles et dépendantes. Mais ces causes occasionnelles ne sont pas les seules : il en est que le monde extérieur enfante et contient, qui ne proviennent plus de l'être organique et ne tombent pas sous sa dépendance, qui le

dominent, au contraire, et échappent à son influence. Ces causes communes pourraient recevoir
le nom de cosmiques et indépendantes ; elles semblent toutes se rattacher aux qualités manifestes ou
cachées de l'atmosphère ambiante. Telles sont les
grandes variations ou les vicissitudes répétées de
l'atmosphère, l'allure spéciale de ces variations ;
sans doute, aussi, les qualités accidentelles et temporaires de l'air, qualités que nous ne pouvons
apprécier directement, que nous ne jugeons que
sur les effets ressentis par le réactif vivant, et que
notre ignorance déguise sous les mots de génie atmosphérique.

Les maladies spécifiques spontanées qui se rapportent à ces éléments occasionnels, présentent
ordinairement comme caractère organique commun, des phlegmasies spéciales des muqueuses.
Nous citerons, en exemple, la grippe épidémique
spécifique, la coqueluche, la rougeole, l'ophtal-
mie purulente spécifique, les angines diphthériti-
ques, le croup. Il semble souvent, dans ces maladies, que la constitution atmosphérique agisse,
d'abord et surtout, par ses variations et ses qualités manifestes, en déterminant sur les muqueuses
des phlegmasies simples et limitées; et que le caractère spécifique qui s'ajoute à ces phlegmasies,
naisse ou des dispositions propres de l'individu,
ou des qualités intimes et cachées de l'atmos-

phère. Dans ces cas là , le travail phlegmasique est apparent, et compte pour une part importante dans l'évolution de la maladie. Il y a là comme une sorte d'association d'états morbides qui s'appellent et se soutiennent. Aussi les individus qui fortuitement contractent un état phlegmasique de la muqueuse, sont-ils tout naturellement disposés à contracter l'état spécifique régnant ; la phlegmasie simple devient une porte ouverte à l'inflammation spécifique.

En d'autres cas, les conditions phlegmasiques de la maladie sont effacées ou moins notables ; l'état spécifique survient d'emblée , et couvre toute la maladie. Les qualités manifestes de l'atmosphère et ses variations possèdent ici une bien moindre influence ; celle-ci peut même être nulle, et les qualités occultes , le génie épidémique prédominer absolument. Les affections nées sous ces influences s'élèvent souvent à la plus redoutable spécificité. Aussi, les maladies spécifiques qu'elles provoquent sont-elles fécondes en émanations miasmatiques actives et dangereuses ; elles forment , bientôt , autant de foyers de contagion , qui ajoutent un nouvel élément occasionnel spécifique à celui qui résulte du génie épidémique lui-même. Ici encore, comme dans les faits étiologiques qui sont le résultat ultime de l'encombrement , nous entrons sur le terrain propre de la spécificité spécifiquement provoquée. Il ne faut pas s'en étonner ; tout s'entretient et s'enchaine, dès que l'on approche du monde vivant ; tout s'y montre causé et causant ; les séparations absolues y deviennent toujours arbitraires, si on les soutient sans réserve. Les dernières limites de nos distinctions et de nos classifications se mêlent quand même et se confondent.

Revenons à l'exemple que notre sujet fournit en ce moment. Nous devons appeler spontanées, les maladies spécifiques que les variations et les qualités de l'atmosphère suscitent ; car ces maladies ne sont pas dues à une cause unique ne pouvant produire qu'une seule espèce morbide, comme le font les causes occasionnelles, virulentes ou miasmatiques. Elles déterminent, ici, telle fièvre éruptive, et, là, telle autre ; ailleurs, la grippe ou la diphthérie, la coqueluche ou les oreillons ; en d'autres cas, des affections communes, l'état gastrique fébrile ou la dysenterie simple, le zona ou l'anthrax, l'érysipèle commun ou la pneumonie. Cependant, si ces qualités de l'atmosphère s'accentuent, s'individualisent en quelque sorte et se personnifient, si elles acquièrent une intensité et une fixité qui les rapprochent d'une entité véritable, si elles provoquent, durant leur règne, une seule et même espèce morbide, n'atteignent-elles pas alors à cette puissance de cause unique, appropriée par sa nature à telle ou telle espèce morbide ? N'est-ce pas là la conception logique que l'on doit se faire du génie épidémique, lorsqu'il est nettement déterminé ? Les maladies spécifiques qui naissent sous des causes aussi accusées dans leurs effets, ne sont-elles pas alors plutôt provoquées que spontanées ? Où commencent les unes, où finissent les autres, combien il est difficile de le dire !

Nous n'avons pas épuisé toutes les conditions occasionnelles des maladies spécifiques spontanées. L'hérédité a sa place dans ces conditions, ou pour mieux dire au-dessus de ces conditions. L'hérédité transmet en puissance dans le germe naissant, la maladie qui doit éclore à un moment de l'évolution de l'être : cette maladie peut être spécifique, c'est-à-dire, aboutir à des produits spécifiques transmissibles, aptes à reproduire sur un organisme sain la maladie dont ils émanent. La syphilis héréditaire en est l'exemple le plus frappant. Mais le nombre des maladies spécifiques héréditaires est peut-être plus nombreux qu'on ne l'avait supposé jusqu'ici. C'est ce que tendraient à faire croire certaines tentatives expérimentales, celles en particulier de M. Villemin, renouvelées par MM. Hérard et Cornil, sur l'inoculation du tubercule. Le tubercule inoculé se reproduit; la tuberculose serait donc une maladie spécifique, transmissible, et cependant héréditaire. Il ne nous est pas prouvé que dans la grande classe des maladies héréditaires et diathésiques, il n'y ait pas d'autres affections marquées de la spécificité. Qui pourrait affirmer que le cancer n'est pas inoculable, et que comme la granulation tuberculeuse grise ou demi-transparente, l'élément cancéreux primitif n'est pas susceptible d'être transmis d'un organisme à l'autre par une inoculation appropriée ? La cellule cancéreuse n'est pas spécifique au point de vue de la forme, ainsi que cela est démontré aujourd'hui ; pourquoi ne le serait-elle pas au point de vue dynamique ? Le pus syphilitique et varioleux n'est-il pas semblable quant à ses caractères extérieurs au pus ordinaire ; cela empêche-t-il qu'il ne soit spécifique ? On pourrait peut-être, dans cette voie, restaurer la spécificité de l'élément organique du cancer ; et pour cela, il n'y aurait qu'à démontrer son inoculabilité ; là serait la marque d'une spécificité vraie, et non dans de trompeuses considérations de forme ou de composition chimique.

C'est, croyons-nous, une loi fondamentale de la pathologie, que toute maladie générale qui, de son essence, aboutit à un produit spécial, à une formation organique sans laquelle elle ne saurait être, est apte à se transmettre par l'approche, le contact, l'inoculation, l'absorption respiratoire de ce produit organique, apparent ou non, solide, humoral, ou miasmatique. Peut-être, à côté ou au-dessus de cette loi, faudrait-il inscrire celle-ci :

que toute maladie qui atteint à une certaine intensité de formation et d'organisation, qui s'élève dans
l'ordre ontologique jusqu'à constituer, non une
entité véritable, ce qui n'est pas possible, mais un
mode propre, inaliénable, et participant des caractères fixes de l'être, toute maladie, ainsi faite et
achevée, aboutit à des produits transmissibles et
spécifiques. Les diathèses tuberculeuse et cancéreuse, diathèses complètes et qui aboutissent à des
produits bien déterminés, seraient donc des diathèses spécifiques, et leur transmission d'un organisme à l'autre, prouvée pour la première, serait probable pour la seconde.

Le rhumatisme, au contraire, et même la
goutte, qui sont moins fixes et moins formés
dans leurs déterminations, qui se composent d'éléments plus physiologiques et moins spéciaux,
n'aboutissent pas à des produits organiques distincts et spécifiques; car les tophus de la goutte
ne sont pas des formations organiques, retenant
les germes de la vie qui les a créées, mais des
dépôts de sel, ne conservant aucune trace d'organisation, et que la chimie peut reproduire, puisqu'ils dérivent eux-mêmes des réactions chimiques
opérées aux dépens des matériaux organiques.
Aussi le rhumatisme et la goutte ne sont-ils pas
diathèses spécifiques, et ne peuvent-ils se transmettre par aucun mode de contact ou d'inoculation.

Il en est de même pour l'herpétisme, la plus mobile et la plus variable, la plus incertaine et la moins achevée des diathèses. Nul produit ne lui est essentiel, nulle manifestation extérieure, même celle qui a la peau pour siége, ne lui appartient en propre; tour-à-tour névrose viscérale ou externe, dermatose ou trouble fonctionnel, lésion mobile ou opiniâtre des muqueuses, l'herpétisme a les caractères nosologiques les moins fixes; rien en lui n'est spécifique et transmissible. Les lois que noùs posions ci-dessus, trouvent donc leur pleine confirmation dans l'examen particulier des diathèses, de celles qui sont spécifiques comme de celles qui ne le sont pas; elles pourraient servir à poser les fondements d'une classification nosologique des diathèses. Mais, pour être spécifiques, telles ou telles diathèses perdent-elles les caractères étiologiques que l'observation leur a jusqu'ici reconnus? En aucune façon; et c'est une conséquence de notre conception de la spécificité de ne soustraire la maladie spécifique à aucune condition étiologique. La spécificité est un produit, un caractère de l'évolution pathologique; elle n'est pas le résultat nécessaire d'une cause extérieure, exclusive et unique, d'une cause spécifique, en un mot.

Les diathèses spécifiques sont certainement les maladies qui allient à l'état spécifique la plus entière spontanéité. Ici, en effet, rien ne vient du monde extérieur, ou du moins les provocations qui en partent ne possèdent qu'une faible ou secondaire influence. Tout découle de l'évolution idiosyncrasique de l'être, de sa spontanéité personnelle. La puissance morbide est transmise dans le germe par les ascendants créateurs ; son développement est presque fatal, comme celui du germe lui-même ; et malgré cette fatalité, ou à cause de cette fatalité, il demeure éminemment spontané. La maladie héréditaire est, en cela, pareille à la vie dont elle est inséparable. Pour être due à des ascendants, la vie n'en garde pas moins, dans tous ses actes, un caractère éclatant de spontanéité ; toute son évolution organique est, cependant, fatale et nécessaire; elle est en vertu d'une fin qui la domine et qu'elle ne peut repousser. Fatal et spontané représentent donc des conditions qui ne s'excluent pas, dans l'étude des faits vitaux ; car spontané ne signifie ni libre, ni réfléchi, ni volontaire, pas plus qu'il ne signifie fait, ou acte sans cause.

Telles sont, dans leur ensemble, les causes occasionnelles des maladies spécifiques spontanées. Quelles que soient la puissance et la fréquence de ces causes, elles ne sont ni constantes dans leur action, ni ne rendent compte de toutes les affections spécifiques qui se déclarent spontanément. La vie réserve toujours ses droits vis-à-vis d'elles, comme vis-à-vis de toute provocation étiologique, et elle peut leur résister comme leur céder. La maladie spécifique peut, en outre, surgir sous une cause occasionnelle quelconque, et même sans qu'aucune cause occasionnelle l'ait sollicitée. La maladie spécifique, dans ces derniers cas, est le fruit exclusif du travail intérieur de la spontanéité vivante ; elle doit tout aux dispositions propres de l'économie. L'étiologie devient alors toute interne , et le monde extérieur ne semble pas y apporter sa part accoutumée. Et ce n'est pas seulement telle ou telle maladie spécifique qui peut jouir de cette pleine indépendance à l'égard des éléments occasionnels; je ne sais s'il est une seule affection spécifique qui, apparaissant parfois à l'état spontané, c'est-à-dire , en dehors de toute cause extérieure spécifique , ne puisse par cela seul se dégager de tous les liens occasionnels , et sortir toute créée du sein des profondeurs vivantes.

Cette indépendance de l'organisme à l'égard des occasions spécifiques si souvent prouvée par les faits , cette absolue spontanéité que l'observateur rencontre parfois dans l'éclosion des maladies spécifiques spontanées , ne sont que la démonstration pratique des vérités générales de pathogénie. Ces vérités nous enseignent, en effet, que la cause occasionnelle , malgré la puissance où elle peut atteindre, ne crée jamais directement et prochainement la maladie. Elle reste toujours condition et occasion, mais ne saurait devenir cause morbifique réelle. La vie peut maintenir son activité saine, malgré les provocations morbides les plus déterminées, comme aussi elle peut céder aux impressions qu'elle subit, et concevoir une affection morbide sous l'action des causes extérieures les plus légères et les plus fugitives. La cause morbifique appartient donc à la vie ; elle est l'affection du système vivant, laquelle est la maladie considérée en puissance, dans sa cause et dans son unité. La maladie c'est la cause morbifique déroulant ses effets, c'est l'affection se développant en synergies réglées, en symptômes ou lésions multiples, mais tous marqués à son empreinte. La pathogénie des maladies spécifiques est toute là, et ne saurait être ailleurs. Ce n'est pas dans le fait extérieur et occasionnel que réside la cause et la nature réelle de la maladie spécifique. Ce fait peut manquer ou exister, et, cependant, la maladie non provoquée apparaître, ou faire défaut étant provoquée. C'est à l'affection conçue par la spontanéité vivante qu'il faut demander la cause vraie et la nature propre de la maladie spécifique. Le fait pathogénique essentiel des maladies spécifiques se réduit donc à dire que l'affection conçue est de soi spécifique.

Vraiment, tout serait là, tout se bornerait à ce simple énoncé, à une assertion abstraite, dépouil-

lée de tout appareil visible, presque nue, et tellement naïve, en apparence, qu'elle semble inutile
à émettre ! Quoi ! rien du mécanisme organique par
lequel s'effectue l'état spécifique, rien des mouvements obscurs qui le préparent et lui donnent l'essor ! Ainsi parleront les préjugés que les habitudes
d'une fausse science ont fait pénétrer dans les
esprits ; ces préjugés, nous les rencontrons partout
en pathologie, partout ils enfantent les mêmes erreurs, les mêmes utopies de pathogénie mécanico-
organique.

Oui, la pathogénie des maladies spécifiques ne
doit et ne peut remonter au-delà de cette notion
de la conception vivante d'une affection spécifique. C'est là l'extrêmité de notre connaissance
en cette matière ; et ces quelques mots nous apprennent tout ce que nous pouvons et devons savoir à
ce sujet. Ils nous apprennent, en effet, que toute
explication physico-chimique de la maladie spécifique est un leurre et une erreur, attendu que rien
de ce qui est impression, conception, génération,
affection, ne relève de la physique et de la chimie ;
ils nous apprennent que c'est l'être vivant qui émet
la maladie spécifique, et que celle-ci est un produit
de son activité spontanée, et non un résultat direct
de lésions organiques ou d'altérations humorales ;
ils nous apprennent, enfin, que si le caractère
spécifique de la maladie remonte jusqu'à la concep-

tion morbide elle-même, il demeure comme latent, et seulement en puissance à cette origine première de la maladie, et qu'il ne prend un corps visible que par l'évolution même de la maladie. C'est donc cette évolution et ses caractères propres qui traduisent à l'observation la spécificité de l'affection; c'est à déterminer ces caractères que doit s'attacher le médecin. Il complètera par là cette notion première de pathogénie qu'il ne lui a pas été possible de dépasser ; il la fécondera sur le terrain pratique, en en suivant les manifestations essentielles à travers les périodes réglées de la maladie..

CHAPITRE VII.

Ce n'est pas dans des symptômes isolés et exceptionnels qu'il faut chercher les caractères propres des affections spécifiques. Les symptômes de ces affections sont, au détail, les mêmes que ceux des maladies communes et aiguës ; ils relèvent tous, pour la plupart, des synergies réactionnelles, fièvre, hypérémie, inflammation par lesquelles se traduit toute maladie. A peine pourrait-on signaler comme trait spécial, la fréquence des hypérémies congestives des grands viscères, et surtout la fréquence et l'intensité des manifestations spasmodiques et autres troubles fonctionnels du système nerveux. Mais, je le répète, il n'y a rien là qui appartienne en

propre aux affections spécifiques , et qui leur soit
une marque distinctive. C'est dans la marche et
dans la physionomie générale des maladies spécifiques , c'est dans leur mode de solution , que se
trouvent les caractères réels de ces maladies ; là ,
tout est particulier , tout est signe distinct ; là est
la marque véritable de cette spécificité qui domine
la succession des symptômes et l'évolution de la
maladie.

L'affection spécifique ne se déclare pas tout-à-
coup , ou peu après des impressions subites et plus
ou moins vives ; il n'y a pas succession immédiate
ou prochaine entre les faits extérieurs occasionnels
et la maladie qu'ils provoquent. Non ; il y a de ces
faits à la maladie un silence plus ou moins long,
pendant lequel l'organisme semble indemne , et
comme s'il n'avait subi aucune atteinte. C'est durant ce silence que la maladie s'organise peu à peu;
ce temps d'organisation latente du mal porte le nom
d'incubation. Toute maladie spécifique a besoin
d'une incubation ; celle-ci varie de durée d'une
espèce à l'autre , et souvent les plus meurtrières et
les plus irrémédiables ont l'incubation la plus longue et la plus silencieuse, témoin la rage. Mais
quelle qu'elle soit , cette durée , pour une même
espèce , demeure sensiblement la même. C'est là un
caractère propre de la maladie spécifique ; nulle

autre maladie ne l'offre avec cette certitude, cette netteté, et cette constance. Il y a pour les autres maladies aiguës une période prodromique, mais non une période d'incubation. Durant la période prodromique, il y a des prodrômes, et ceux-ci sont déjà des symptômes, une manifestation réelle de la maladie. La période d'incubation ne présente rien de pareil; rien ne la trahit; tout y est caché, profond, invisible; nuls troubles prodromiques; lorsque les premiers troubles apparaissent, c'est que l'incubation finit, et que l'invasion va commencer. Entre la fin de l'une et le commencement de l'autre, se place donc, quand elle existe, la courte période prodromique des maladies spécifiques; cette période, si c'en est une, ne saurait se confondre avec l'incubation qui la précède.

Dès l'invasion, et durant tout son cours, la maladie spécifique montre une uniformité, une régularité d'allure et de traits, bien dignes de frapper l'observateur. Les périodes du mal semblent écrites à l'avance, et invariables; l'enchaînement et la succession des symptômes, les âges de la maladie sont réglés comme ceux d'un être vivant qui naît, se développe et meurt, suivant des lois inflexibles. Enrayer violemment le cours d'une maladie spécifique, la juguler serait une œuvre impossible, et le plus souvent dangereuse. Les maladies spécifiques héréditaires font seules ici une exception plus apparente que réelle ; car celles-là ne guérissent jamais pleinement , et elles ne cessent de se manifester en actes que pour demeurer en puissance. La syphilis ne voit la succession régulière de ses symptômes suspendue par l'action des altérants anti-syphilitiques , que pour rentrer à l'état latent , d'où elle émergera trop souvent pour reprendre , après un temps quelquefois fort long , la série interrompue de ses manifestations redoutables,

Cette régularité d'évolution que rien ne fait fléchir , qui se maintient à travers les différences d'intensité et les variétés de formes, porte en elle un premier enseignement : c'est que de toutes les maladies , la spécifique est la plus fortement conçue et enchaînée, la plus ontologiquement déterminée (1). Toute maladie , même celle qui mérite le mieux le nom d'espèce , n'est qu'un mode ; mais que de degrés dans l'intensité de ce mode ! Combien il pénètre à d'inégales profondeurs l'être vivant qu'il envahit ! Depuis le mode morbide qui voile à peine l'activité saine , jusqu'à celui qui subjugue la vie , la pervertit , et se l'assimile toute , que de distance,

(1) En parlant de maladie fortement conçue et déterminée, nous n'avons pas en vue sa gravité variable. Cette gravité n'est nullement en rapport avec l'intensité ontologique de l'espèce morbide. C'est donc uniquement en tant qu'espèce que nous considérons ici le mode morbide ; que cette espèce soit, de sa nature, bénigne ou funeste.

que de variations du plus au moins ! La nosologie
pourrait être représentée comme une échelle ascendante de modes vitaux anormaux, lesquels tendent
de plus en plus vers l'espèce et l'entité, sans pouvoir
y atteindre et s'y fixer. Ici, la forme morbide est
éphémère, indéterminée, sans pouvoir créateur ;
toute entière contenue dans les synergies réactives,
ou dans les dégradations organiques, et dans les
troubles fonctionnels liés à ces dégradations ; ailleurs la forme morbide est achevée, l'évolution a
ses périodes fixes, la maladie conquiert la puissance génératrice et enfante des produits spéciaux
qui la représentent, et ne représentent qu'elle ; la
maladie, en un mot, devient spécifique ; elle marche à l'être et paraît y toucher. Son essence pourtant reste encore un mode, mais ce mode semble,
pour un temps, s'assimiler l'essence elle-même, lui
imposer sa nature temporaire, l'imprégner jusque
dans ses plus intimes profondeurs, et ne l'abandonner qu'après avoir parcouru les phases réguliè
res de son existence éphémère.

Ces caractères de la maladie spécifique ont un
représentant plus accusé, et sans lequel ils reste-
raient flottants et contestables : ce représentant est
le produit morbide de la maladie spécifique, qui
du monde intérieur où il s'élabore, tend au monde
extérieur dans lequel il se perd, s'il n'y rencontre

les espèces vivantes sur lesquelles il a prise, et qui dévoilent sa nature. Ces produits qui résument la maladie spécifique, se dégagent sous la forme miasmatique de la surface externe du corps ou de la surface interne et muqueuse, ou s'incorporent aux humeurs anormalement sécrétées comme le pus, ou aux sécrétions normales telles que la salive, ou aux humeurs fondamentales comme le sang, ou enfin s'offrent engagés dans une organisation figurée, telle que pseudo-membranes et formations cellulaires.

Ces productions spécifiques ont pour caractère fondamental et unique de pouvoir transmettre à un organisme sain l'affection qui les a créées. Dépouillés de ce caractère de transmissibilité, les produits spécifiques n'ont plus rien qui les distingue des produits morbides communs ; ils disparaissent en tant que produits spécifiques. Que l'on veuille bien réfléchir à la portée de ce caractère, et aux conséquences nécessaires qu'il emporte avec lui. Il est la preuve directe et irrécusable de ce grand fait, que toutes les maladies spécifiques sont contagieuses ou transmissibles. Il implique contradiction entre l'admission d'une maladie comme spécifique et sa négation comme contagieuse ; car toute maladie spécifique aboutit de soi à des produits spécifiques, et ceux-ci n'existent que par leur propriété de transmettre à un organisme sain la

maladie dont ils émanent. Cependant la contradiction que nous signalons est trop souvent commise ;
tous les jours, en particulier, nous la voyons se
renouveler à propos du choléra, déclaré spécifique
par ceux là mêmes qui ne l'acceptent pas comme
contagieux !

Cette transmission varie d'ailleurs dans son
mode, suivant les affections et suivant les produits.
Dans tels cas, les produits étant exclusivement
miasmatiques, leur absorption ne peut s'opérer que
par les voies pulmonaires ; en d'autre cas, les produits spécifiques étant de forme multiple, à la fois
miasmatiques et humoraux, l'absorption peut se
faire par toutes les voies absorbantes, par la muqueuse respiratoire d'abord, et par les lymphatiques
ensuite, si une inoculation provoquée ou accidentelle met en rapport avec eux l'humeur spécifiquement altérée. Ces conditions sont de beaucoup les
plus communes ; mais dans l'alliance de ces deux
modes de transmission, celui qui s'effectue par les
voies toujours ouvertes de la respiration est incom-
parablement plus fréquent que l'autre ; la peau est
protégée par une défense naturelle qui laisse difficilement prise à l'absorption, et je ne sais si la
transmission des maladies spécifiques par simple
contact est jamais réelle. Il est enfin des cas où la
formation spécifique, étant exclusivement humo-
rale ou cellulaire, ne peut se transporter de l'orga-

nisme malade à l'organisme sain que par une inoculation naturelle ou artificielle : telle est la syphilis qui s'inocule par la surface d'une membrane cutanée muqueuse très-fine, et que des circonstances accidentelles disposent singulièrement à l'absorption ; telle est la vaccine qui s'inocule artificiellement sous l'épiderme ; tel est encore le tubercule que l'expérimentateur dépose sous la peau, au sein même des tissus vivants de l'animal. Toutefois, relativement à la phthisie, il convient peut-être d'émettre quelques restrictions ; peut-être est-il des formes de cette maladie où les vapeurs expirées entrainent avec elles des miasmes spécifiques ; les anciens observateurs le croyaient ; certains faits cliniques semblent le prouver ; la transmission miasmatique de la tuberculose serait donc possible dans de rares circonstances.

Rien en lui-même, nous l'avons déjà vu, ne caractérise le produit spécifique. Le miasme, par sa ténuité, échappe à l'observation directe ; l'humeur virulente que l'on peut soumettre aisément à l'analyse, n'offre aucune marque extérieure ou chimique qui la distingue. Si l'on fait abstraction de sa faculté de transmission morbide, faculté que l'être vivant sain est seul apte à déceler, le virus le plus énergique ne se trahit par aucun signe appréciable ; l'humeur organique à laquelle il est incorporé est entièrement semblable à l'humeur congénère non virulente.

Pour être inaccessibles à toute constatation matérielle, à toute analyse chimique, les virus et les miasmes n'en possèdent pas moins une réalité positive et trop souvent terrible. Faut-il donc croire ici à un échec de la chimie, et attendre de futurs progrès qui dissiperont les obscurités de ces problèmes ? Non ; il faut plutôt accuser ceux qui ne conçoivent pas qu'il y ait des réalités d'un autre ordre que la réalité physique et pondérable. Nos savants analystes de la matière sont près de regarder comme une honte de leur science l'impuissance où elle est d'atteindre et d'isoler les principes virulents ; c'est un tort, et leur science ne saurait mériter ces reproches, car elle n'a rien à voir dans les aptitudes fonctionnelles et dans les qualités dynamiques de la matière organique, et c'est uniquement de cela qu'il s'agit ici.

Entrons franchement dans l'ordre vivant, sachons nous servir librement des moyens d'analyse que cet ordre nous offre, et des notions essentielles qui le gouvernent, et nos étonnements irréfléchis et nos vulgaires regrets diminueront sur bien des points. Nous ne chercherons pas à pénétrer et à connaître ce qui n'a pas d'existence réelle, et nous ne demanderons pas à l'analyse de la matière ce qu'elle sera à jamais incapable de fournir. Demande-t-on à la cellule fécondée, au germe vivant, une raison chimique de l'évolution vitale qu'il porte en lui, et qui va se poursuivre, si les conditions de milieu lui sont favorables? La cellule qui contient en puissance tout un être, diffère-t-elle chimiquement de ces cellules qui paraissent, un moment, dans l'organisation de nos tissus, et que les mouvements de rénovation organique emportent incessamment? Et, pourtant, cette cellule n'a-t-elle pas en elle la plus prodigieuse des facultés, celle de produire par des transformations et des multiplications successives un être complet, à forme déterminée d'avance par le type des ascendants, à activité individuelle, à fonctions réglées et harmoniques? Si l'on compare entre eux les germes d'espèces animales différentes quoique voisines, trouvera-t-on, dans la composition de ces germes, la raison de la différence des êtres auxquels ils vont donner naissance; et, cependant, chaque germe répondra fatalement à son espèce, et ne fournira jamais un être de l'espèce voisine. Nous pourrions multiplier à l'infini ces exemples, et après avoir appelé en témoignage les germes des êtres vivants, nous pourrions interroger tour-à-tour les éléments primitifs des tissus organiques, et voir si dans la constitution chimique de ces éléments, se trouvent la raison et le caractère de leurs fonctions. Pourquoi et comment la cellule nerveuse sert-elle à la pensée, au sentiment, au mouvement? Quelle différence fondamentale existe-t-il entre la cellule qui sent, et celle qui commande au mouvement?

La biologie tout entière, sainement interprêtée, démontre que l'activité propre dévolue à une substance ou formation organique, n'est pas dévoilée par ses caractères physico-chimiques et n'en dépend pas; que cette activité est attachée à la substance, la crée et la gouverne sans être formée par celle-ci; l'organe ne révèle pas la fonction; c'est le développement fonctionnel qui révèle et engendre l'organe, comme la cause enfante ses effets. Chercher dans la composition chimique de l'organe la raison de celui-ci, c'est aller contre toute logique scientifique, car la raison de l'organe est toute dans sa fonction, et non dans ses dispositions moléculaires et sa structure physique. Il en est des virus comme des éléments organiques dont nous parlions ci-dessus, comme des germes et des cellules vivantes, qui contiennent en eux, ou, toute une vie individuelle, ou une fonction spéciale. La composition chimique des virus ne peut rien nous apprendre sur leur nature réelle; la même composition chimique peut répondre à des virus essentiellement différents d'espèce, comme elle répond à des germes d'espèces animales non moins différentes entre elles. C'est dans la maladie, activité créatrice des productions miasmatiques et virulentes, que nous devons chercher les caractères propres, et les conditions d'espèce des miasmes et des virus; ceux-ci représentent un effet morbide, c'est à la cause qu'il faut demander la nature de l'effet. Les produits spécifiques de la maladie enferment donc en eux la cause et l'activité qui les ont enfantés, comme les germes et les éléments organiques physiologiques portent en eux la cause et l'activité fonctionnelle qui les amènent à la vie et à la fonction.

Est-ce à dire qu'en invoquant une haute analogie, nous prétendions créer une assimilation, et que nous accordions aux produits spécifiques une existence formelle, indépendante, absolue comme celle qui appartient aux germes vivants, et même aux éléments organiques des fonctions? Loin de là, il y a un abîme entre ces deux existences, et nous n'avons pas combattu la doctrine pathogénique des germes morbides pour la restaurer sous une autre forme. Les germes réels vivent et se développent par eux-mêmes, par leur activité spontanée, alors qu'ils rencontrent des conditions de milieu favorables; nul germe morbide ne possède ce pouvoir caractéristique de l'être. Le produit représente la force productrice et ne peut la dépasser. Les vrais germes représentent des êtres vivants parce qu'ils ont comme cause génératrice la vie considérée dans sa fonction suprême de reproduction. L'effet trouve dans la vie sa cause équivalente. Mais un produit spécifique, miasme ou virus, ne saurait représenter au delà de la maladie qui le crée, laquelle n'est pas un être substantiel, mais un simple mode anormal et temporaire de l'être. Emané d'un mode, le produit spécifique ne peut exister que comme mode; il ne saurait posséder les facultés de l'être, vivre, se développer, se reproduire de lui-même et par lui-même.

Nous voilà donc en face d'un germe, représentation virtuelle, non d'un être, mais d'un mode; germe d'un nouveau genre, destiné à rester sans analogue dans l'ensemble des faits scientifiques. Rien, en effet, dans les sciences physiques et biologiques, ne donne l'idée, même éloignée, ni d'un tel agent reproducteur, ni de cette sorte de reproduction. C'est un fait absolument distinct, séparé de tout autre par des abîmes, et qui seul suffirait à fixer l'autonomie de l'ordre pathologique tout entier. La faculté génératrice, telle que nous la connaissons en physiologie, est directe, et sert à l'être qui la possède; c'est cet être qui se reproduit. Le pouvoir générateur du germe spécifique est indirect, et ce germe ne le possède pas pour lui-même; à vrai dire, le germe spécifique ne reproduit rien, et n'engendre rien; sa propre substance ne passe dans aucun produit émané de lui. Son pouvoir singulier s'emploie à solliciter, à exciter, avec une énergie variable, la reproduction d'un mode vital déterminé; reproduction qui appartient essentiellement à l'être vivant, seul créateur des modes morbides qui l'affectent, spécifiques ou non.

Quel étonnant spectacle et combien il confond l'esprit! Que la nature est féconde, et qu'elle est infinie! La génération des êtres est certainement, pour le physiologiste, la plus émouvante merveille qu'il puisse contempler; elle le met en présence de ces activités suprêmes où la vie passe toute entière, et dérobe à jamais son secret au moment où elle semble le livrer; le germe est dans la physiologie le grand incompréhensible, d'où cependant il faut partir pour tout comprendre. La génération des germes spécifiques fournit au pathologiste un sujet, plus merveilleux peut-être, de méditation: il lui montre visible ce qui semblait insaisissable. Car le germe spécifique ne traduit pas l'existence concrète qui l'émet, mais un mouvement temporaire, un mode anormal de cette existence; il n'est pas germe par la matière ou l'élément organique qui le supporte; il est germe en tant que modalité latente de cette matière organique, que force éventuelle constituée dans cette matière par le mouvement morbide de l'être vivant. La spécificité et les produits spécifiques sont la faculté génératrice et ses œuvres transportées en pathologie: or, dans le domaine pathologique, tout se transforme et tout passe de l'être au mode, du type concret et permanent au type abstrait et temporaire, du but final de l'être au but accidentel des mouvements morbides. Les germes spécifiques subissent cette loi générale de la pathologie; ils en fournissent une dernière et saisissante démonstration. Quels enseignements inattendus, quelles lueurs portées sur la constitution même de la maladie, sur le rang et la valeur propre de l'entité nosologique!

Pourquoi les maladies spécifiques jouissent-elles seules de cette faculté de reproduction? Nous pourrions nous borner à constater le fait; il ne nous paraît pas impossible, cependant, d'en trouver la raison dans les caractères généraux des maladies spécifiques. Ces caractères impliquent tous, nous l'avons vu, la haute puissance de la maladie spécifique comme mode. Cette maladie fait espèce, elle approche de l'entité, et si elle n'y atteint pas, elle tend à en conquérir les caractères. La régularité et la fixité de son évolution, l'impossibilité d'en modifier les périodes et les traits essentiels, dénotent dans la maladie spécifique une sorte d'organisation fortement constituée, qui en fait comme une espèce parasitaire entée sur l'espèce vivante, et s'y développant comme sur un terrain favorable. Si cette image, prise au sens absolu, est fausse, on ne peut méconnaître qu'elle ne s'inspire d'un sentiment vrai, celui qui considère la maladie spécifique

comme l'entité morbide la plus voisine de l'être
véritable. Cela étant, le mode spécifique, en tou-
chant à l'être, lui ravit quelque chose de la marque
même de l'être, qui est de se reproduire; toutefois,
comme il reste mode, et que l'être vers lequel il
tend se dérobe à lui, il conquiert non la faculté
réelle de reproduction, mais une image affaiblie,
un reflet éloigné de cette faculté; il ne se reproduit
pas lui-même, ce qui en ferait un être véritable, il
incite l'être à contracter le mode d'où il tire son
origine. Le germe spécifique serait donc le résultat
et le signe du degré ontologique auquel s'élève la
maladie spécifique. Il serait la confirmation d'espèce achevée sous laquelle on doit comprendre cette
maladie, et la justification de son titre de spécifique (*speciem facere*), le plus philosophique et le
plus vrai qu'elle pût recevoir.

Quelle valeur possède au point de vue final la
création des produits spécifiques? Quel est son rôle
dans l'évolution de la maladie, sa part dans la solution de l'affection spécifique? Questions que nous
ne craignons pas de poser, parce que, suivant nous,
les questions de finalité sont une condition nécessaire de l'étude des actes vitaux. Il est bien entendu
que nous parlons de cette finalité toute contenue
dans l'évolution naturelle de l'être; le médecin n'a
pas à en envisager une autre; c'est la seule qui soit

de notre domaine, parce que seule elle est insépa-
ble de l'histoire et de la constitution physiologique
de l'être vivant.

Lorsque la vie a conçu une affection morbifique,
elle s'en dégage par le soulèvement harmonique
de synergies réactives, lesquelles suivent un cours
régulier déterminé par la nature de l'affection, et
par la nature des synergies elles-mêmes. Si l'affection est commune, les synergies réactives, après des
périodes successives d'augment, d'état et de déclin,
ou s'effaceront peu à peu par décroissance graduelle, par crises dites insensibles, ou s'éteindront
sous l'influence des crises communes que nous
avons longuement décrites dans nos *Principes de
Pathologie générale*. Si l'affection conçue est spécifique, les synergies réactives et les crises communes seront impuissantes à elles seules, par ce qu'elles
ne vont qu'aux éléments communs de la maladie.
Il faut pour que la maladie spécifique reçoive une
solution, qu'elle aboutisse à des manifestations et
à des émanations spécifiques. Il faut que la spécificité ait sa crise à elle, sa crise propre et spécifique.
Or, cette crise est constituée par l'ensemble des
actes pathologiques qui caractérisent la maladie
spécifique. Les résultats de cette crise sont les produits spécifiques, miasmes et virus, auxquels
aboutissent les actes pathologiques spécifiques. Ces
actes pathologiques varient dans leurs manifesta-

tions extérieures : les plus saillants sont les exanthèmes des fièvres éruptives (1), ou l'énanthème de la diphthérie. D'autres manifestations sont plus obscures, et difficiles à déterminer par les phénomènes extérieurs; l'état catarrhal spécifique de la muqueuse pulmonaire, l'état de phlogose spécifique de la muqueuse gastro-intestinale, l'état spécifique de la peau dans le typhus, n'offrent pas ces caractères tranchés qui frappent d'emblée l'observateur, et traduisent en signes apparents la nature de la maladie. Mais ces actes pathologiques quels qu'ils soient, même ceux qui sont manifestes entre tous, ne prennent de valeur que par le produit spécifique et transmissible auquel ils aboutissent, et pour lequel ils sont institués. La création des

---

(1) Dans l'histoire des crises communes que nous retracions dans nos *Principes de Pathologie générale*, nous rejetions du cadre des crises les éruptions exanthématiques des fièvres éruptives. Notre pensée actuelle n'est pas en contradiction avec celle que nous exprimions. L'éruption des fièvres éruptives ne rentre pas, en effet, dans les crises que nous décrivions alors; elle est bien, comme nous le disions, le développement nécessaire, le fait essentiel de la maladie, celui qui en trace la marche, depuis la période d'invasion jusqu'à celle de déclin. Mais si l'éruption spécifique n'est pas la crise des synergies communes, de la fièvre et des hypérémies des fièvres éruptives, elle est la crise et le jugement de la spécificité de ces fièvres : ce qui est un point de vue tout différent du premier; et l'un, d'ailleurs, ne contredit l'autre, en aucune façon.

produits spécifiques , miasmes ou virus , telle est donc la crise véritable des maladies spécifiques. Sans cette crise , pas de solution de la maladie à espérer , nous disons même à concevoir ; car nous ne pouvons concevoir que sur les enseignements fournis par la nature elle-même.

La clinique des fièvres éruptives est une éloquente démonstration de cette vérité. Qui pourrait imaginer une autre solution de ces fièvres, que celle qu'amène l'exanthème spécifique ? Qui voudrait enrayer , troubler profondément la sortie de ces exanthèmes ? Qui ne s'efforce de les rappeler , lorsque sous des influences malheureuses , ils tendent à rétrocéder ? Ce que les fièvres éruptives nous permettent de voir et de juger , doit nous éclairer et nous guider , lorsque les manifestations spécifiques obscurcies semblent obéir à d'autres lois , et ne plus se présenter comme des crises propres à résoudre l'affection spécifique. Ces cas se rencontrent , non dans les maladies spécifiques aiguës , lesquelles trouvent toutes dans la création du produit spécifique une action médicatrice évidente , mais dans certaines affections spécifiques chroniques , telles que la syphilis , la morve farcineuse , la tuberculose et l'affection cancéreuse , si ces dernières sont réellement spécifiques , ou dans certaines affections spécifiques toujours mortelles, comme la rage.

Pour apprécier le vrai caractère du produit spéci-

fique dans les affections spécifiques chroniques , il
faut se rappeler que ces affections sont des diathèses,
et leur appliquer les notions générales qui expliquent
la marche de ces dernières maladies. Dans les maladies diathésiques l'affection est persistante , incarnée avec la vie individuelle ; elle n'est plus un
accident , mais un fait fixe et profond ; la réaction
devient impuissante à la modifier. Cette réaction, en
effet , ou se tait et ne se fait silencieusement sentir
que comme résistance vitale, ou lorsqu'elle s'élève
plus vivement , elle ne sert le plus souvent qu'à
accélérer l'œuvre de destruction , en imprimant à
l'économie des secousses qui consument ses forces ,
sans effet utile. La réaction , néanmoins, même
dans ces cas malheureux, n'en subsiste pas moins
comme effort médicateur. Toute tentative de réaction
porte nécessairement en elle ce caractère , quelle
que soit l'issue de la tentative. Il en est de même
pour les produits spécifiques dans les diathèses
spécifiques. L'affection spécifique , devenue fixe et
permanente, renouvelle incessamment ses produits;
ceux-ci marquent de vaines tentatives de solution
de la spécificité ; ils se multiplient et s'accumulent;
et de la sorte ils deviennent , peu à peu, cause de
dépérissement par leur production , cause de désordres locaux par leur accumulation. Ils accom-
plissent une œuvre pareille à celle des réactions
renouvelées et inutiles des maladies chroniques

ordinaires. Malgré cela, le caractère des productions spécifiques, dans les maladies diathésiques, n'en subsiste pas moins, ainsi que celui des réactions ; productions et réactions demeurent des efforts de la vie réagissante, efforts qui n'obtiennent pas leur but, mais qui ne peuvent servir à la négation du but ; ils le confirment, au contraire.

Les cas où l'incurabilité est constante, comme dans la rage, doivent s'interpréter, cependant, d'après les mêmes principes. Cette incurabilité, il est vrai, témoigne que l'affection est au-dessus des ressources de la nature ; mais il n'ensuit pas que la nature ne doive opposer à l'affection des ressources qui pour être toujours vaincues n'en constituent pas moins des efforts de résistance. Les réactions spécifiques de la rage avortent toujours dans la mort (1) ; toutefois, rien ne prouve qu'elles ne

(1) La nature si profondément nerveuse et ataxique des manifestations de la rage implique, jusqu'à un certain point, l'issue fatale de ces manifestations. Il n'y a de réactions critiques et pouvant aboutir à une solution favorable que celles qui s'opèrent par les forces fondamentales et communes de l'économie vivante. C'est dans le soulèvement des synergies générales, fièvre, fluxion, inflammation, toutes appuyées sur la vie nutritive et commune, que la vie médicatrice trouve ses ressources efficaces. Ces synergies se taisent dans la rage, et la réaction se déclare par la sidération subite ou l'ataxie irrémédiable de la vie nerveuse. La vie nerveuse, nous l'avons démontré ailleurs, est impropre à fournir une

s'élèvent afin de résoudre l'affection funeste conçue par l'économie vivante. Dans ces cas où l'analyse clinique demeure hésitante, et semble manquer

réaction régulière, calculable, médicatrice ; elle est essentiellement tumultueuse et déréglée, alors qu'elle est livrée à elle-même ; aussi dit-on désordres et troubles nerveux, plutôt que réaction nerveuse. Cette impuissance médicatrice du système nerveux vient de ce qu'il est trop éloigné de la vie fondamentale et commune, qu'il reste étranger aux actes essentiellement conservateurs et générateurs de cette vie. Nous avons établi, dans nos *Principes de Pathologie générale*, toute la valeur de cette raison physiologique ; nous ne ferons que la rappeler ici en montrant la confirmation nouvelle que lui apporte l'histoire de la rage. Il y aurait peut-être à en tirer un enseignement quant à la thérapeutique de cette affection, enseignement applicable, d'ailleurs, à la thérapeutique de tous les désordres nerveux : ce serait de susciter des réactions synergiques et communes pour les substituer aux désordres ataxiques que couve le système nerveux. Cette substitution serait, sans doute, difficile ; car il faudrait en quelque sorte violenter la nature pour l'opérer. Toutefois, le long silence de la période d'incubation de la rage donnerait, peut-être, à cette tentative quelques chances heureuses. Nous serions disposés à expliquer ainsi l'histoire de cette jeune fille, racontée à l'Académie de Médecine par M. le Professeur Gosselin. Mordue par un chien enragé, et n'ayant pas été cautérisée à temps, cette malade, durant trente-cinq jours, fut soumise à des bains de vapeur prolongés et répétés deux fois par jour, à des purgations renouvelées tous les jours, à un exercice forcé, et à une alimentation abondante. Sueurs copieuses et purgations journalières furent, pendant tout ce temps, les effets immédiats de ce traitement qui parut réussir, car la rage ne se déclara pas. Qu'était en réalité ce traitement, sinon d'éléments évidents de distinction et de jugement, il faut évoquer les enseignements des cas où la marche des choses est manifeste, et où les procédés de la nature sont inscrits en signes irrécusables. De tels enseignements abondent, car les faits qui les fournissent sont de beaucoup les plus nombreux. Il faut fixer d'un regard assuré les clartés évidentes de ces faits, diriger ensuite ces clartés sur

le plus énergique appel aux forces communes, aux forces fondamentales, artificiellement mais constamment mises en jeu par ces sudations réitérées, par ces excitations soutenues de la vie musculaire et nutritive ? S'il y a eu une action thérapeutique réelle dans ce cas, nous la comprenons mieux ainsi interprétée, que par l'expulsion forcée d'un principe virulent, qui n'existait déjà plus, alors qu'on cherchait mécaniquement à lui ouvrir toutes les portes de l'économie. Vouloir chasser ou détruire des miasmes ou virus, déjà introduits dans l'organisme, est, à mon sens, une œuvre antiphysiologique. Donner la fièvre à ceux qui sont sous l'imminence rabique, faire durer cette fièvre ou la ramener pendant longtemps, exciter vivement la vie nutritive, donner à ces actes une intensité telle qu'ils pénètrent profondément la vie fondamentale, et s'y substituent aux spasmes mortels que préparait la rage, me paraît, comme vue préconçue, une vue plus médicale que la précédente; elle rappelle les vieux aphorismes d'Hippocrate sur la fièvre et les spasmes, celui-ci entre autres : « Le spasme peut-être dissipé par une fièvre aiguë, survenant si elle n'existait pas auparavant, redoublant si elle existait déjà. » Si le spasme actuel et en acte peut être dissipé par la fièvre, pourquoi le spasme futur et en puissance ne serait-il pas prévenu par elle ?

les évolutions obscures, voilées, ou incomplètes des phénomènes , et croire à ce que notre esprit voit ainsi , malgré les préjugés que de telles croyances peuvent froisser.

Demandera-t-on maintenant pourquoi l'économie vivante ne peut surmonter une affection spécifique que par la production des produits spécifiques, et pourquoi cette production s'accomplit, souvent, à travers tant de dangers inhérents au mode opératoire suivi par la nature, et que tel autre mode eût évités? De pareilles interrogations sont peu sérieuses. Nous n'avons pas à réformer la nature; nous n'avons qu'à l'observer, qu'à étudier la succession et le rapport de ses actes , sans nous demander ce que ces actes pourraient être si nous les avions réglés nous-mêmes. L'ordre général des choses, et les faits particuliers qui le traduisent, nous dépassent. Il est tel qu'il est, en vertu de raisons supérieures qui tiennent à l'essence même des choses , et que nous ne pouvons pas plus pénétrer que cette essence elle-même. Percevoir les causes d'après les effets , juger les effets d'après leurs causes, la connaissance humaine ne va pas au delà. Toute science doit s'arrêter à ces limites.

La pathogénie que nous venons de retracer est celle des maladies spécifiques spontanées : elle reparait, trait pour trait, dans la pathogénie des maladies spécifiques provoquées. La nature ne jette pas des abîmes dans un même ordre de choses; elle est simple et non disparate, et ses procédés sont identiques, lorsqu'il s'agit de réaliser les mêmes formes et d'atteindre au même but. Les différences que nous croyons appercevoir sont plus apparentes que profondes, et le plus souvent ne tiennent qu'à nos vues incertaines, troublées par l'esprit de système. C'est cet esprit qui nous a fait croire à une séparation radicale, au point de vue pathogénique, entre les maladies spécifiques spontanées et les provoquées. Cette séparation n'existe pas: il n'y a de changé des unes aux autres que la cause occasionnelle. Ici ces causes sont d'ordre commun, et la spécificité ne se réalise que dans la conception morbifique de l'affection; là, les causes occasionnelles sont spécifiques, et cependant la spécificité n'est pas une conséquence directe de ces causes; elle peut même faire défaut malgré l'intensité des provocations spécifiques. Souvent, en outre, c'est grâce à l'action préalable ou concomitante de quelques causes occasionnelles communes, telles qu'écart de régime, peines morales, influence des intempéries atmosphériques, que la cause spécifique parvient à réaliser son action morbifique; le choléra, par exemple, nous montre fréquemment cette remarquable alliance des causes communes et des causes spécifiques, les premières donnant l'essor aux secondes, comme pour mieux prouver que l'action de celles-ci n'a rien d'absolu et de fatal. La spécificité appartient donc tout entière, dans les maladies spécifiques provoquées, comme dans les spontanées, à l'affection conçue par l'organisme vivant; et c'est celle-ci qui va se traduire en une évolution dont les caractères et dont les produits seront spécifiques.

Ainsi le mouvement pathogénique est identique dans les deux cas. La cause ou conception affective, la succession des symptômes, la création des produits spécifiques, miasmes ou virus, qui sont les faits essentiels de la maladie, découlent des mêmes sources dans la spécificité spontanée et dans la provoquée. C'est sans doute un fait important dans l'étiologie des maladies spécifiques, que cette transformation de l'occasion commune en occasion spécifique : aussi intimément rapproché de la cause morbifique réelle, le fait occasionnel acquiert une sureté d'action, une intensité de provocation qui lui donnent une place à part dans l'ensemble des conditions étiologiques. Les mots contagion, infection, transmissibilité, qui résument cette condition nouvelle de la causalité externe, en signalent d'eux-mêmes la valeur à l'attention publique (1).

(1) C'est cette sureté d'action des agents spécifiques, et c'est la généralisation épidémique de cette action, qui ont donné

Mais ces caractères tranchés du fait occasionnel ne
changent en rien son mode d'action , et ne vont
pas jusqu'à lui donner un pouvoir morbifique
direct. Par lui-même l'agent spécifique n'enfante
pas la maladie qui le suit ; il ne pénètre pas et ne
subsiste pas comme cause dans l'organisme vivant ;
à peine entré dans cet organisme , il s'y perd en
tant que fait physique , et s'il n'a été ressenti de
la vie, il ne reste plus rien de lui. Car la substance
matérielle qui le porte n'est par elle-même ni le
miasme , ni le virus ; elle n'en est que l'enveloppe
grossière ; ceux-ci ne sont que des modes de la
matière , physiquement nuls , et qui n'existent
qu'au contact et à l'impression de l'économie vivante. Si celle-ci se tait à leur approche, ils n'existent plus en tant qu'agents spécifiques ; ils retournent à l'état de matière organique propre à
l'absorption et à l'élimination par les voies naturelles. Dans la maladie spécifique provoquée ,
comme dans la spontanée , la maladie vient donc
de la vie et des impressions morbifiques reçues ; en

lieu à la science prophylactique des maladies spécifiques.
Nous n'avons pas à nous occuper ici de ces études qui intéres-
sent au plus haut point l'hygiène publique. Nous ne devons
pas quitter le terrain de la pathologie générale, et notre travail doit rester un travail de doctrine appliquée. Ce serait le
détourner de cette voie que d'aborder incidemment ces questions de prophylaxie, malgré les liens étroits qui les relient
à la pathologie des maladies spécifiques.

aucun cas , le fait extérieur et physique ne passe tel dans l'organisme vivant , pour y agir comme cause prochaine du mal; en aucun cas, les produits spécifiques de la maladie ne sont un prolongement, une multiplication formelle d'agents spécifiques préalablement introduits. Que la maladie soit spontanée ou provoquée , ces produits sont créés par la maladie elle-même , et fournissent la crise de la spécificité conçue. Ces deux formes des maladies spécifiques sont donc identiques dans leur formation pathogénique. L'agent spécifique est la plus déterminée des causes occasionnelles ; mais il demeure à l'état de cause occasionnelle , et , par conséquent , rien n'est changé dans la conception et dans l'évolution ultérieure de la maladie.

Aussi malgré la distinction établie entre les maladies spécifiques , suivant qu'elles se rattachent à des causes occasionnelles communes ou spécifiques, malgré les termes de maladie spécifique spontanée sous lesquels on désigne les premières , et de spécifique provoquée qui désignent les secondes , il est facile de voir que , pour les unes comme pour les autres , la spontanéité demeuré au même titre le caractère fondamental de la maladie. Les déterminations propres de la spontanéité vivante sont , en effet , la vraie raison et la vraie cause de toute maladie spécifique. C'est donc sur une tolérance de langage que reposent ces dénominations; elles n'im-

pliquent pas que la spontanéité soit attachée à telle
forme spécifique plutôt qu'à telle autre.

Notre étiologie de la spécificité, je tiens à le faire
remarquer, est dégagée de toute alliance d'iatro-
mécanicisme et d'iatro-chimisme. Tout s'y passe
dans l'ordre vivant ; tout y est impression ressentie, affection conçue, réaction générale, évolution
et crise spécifiques. Rien de tout cela n'est justiciable des forces physico-chimiques. Sentir et engendrer, qui sont les deux grandes manifestations
vivantes, ont besoin de conditions organiques déterminées, conditions instrumentales et d'ordre
physique ; mais ces conditions ne sont le principe
d'aucun de ces actes, et ce n'est pas en elles qu'il
faut chercher la raison génératrice et pathogénique
des faits vitaux et morbides.

Une fois le mouvement pathogénique institué,
et la maladie en voie d'évolution, des conditions
organiques nouvelles peuvent surgir ; les lésions
de tissus et les altérations des humeurs se produisent, et ces lésions et altérations deviennent à leur
tour cause occasionnelle d'accidents morbides se-
condaires. Ainsi, par exemple, lorsque les maladies spécifiques atteignent à un haut degré de
gravité, la crâse sanguine se modifie ; le sang
devient trouble, brun, couleur jus de pruneau,
semblable à de la sépia ou à de la gelée de gro-

seille ; les globules sont altérés dans leur forme et dans leur consistance, déchiquetés et diffluents ; le chiffre des globules blancs est parfois augmenté; les éléments albumineux diminuent, et la proportion de l'eau augmente. L'analyse des gaz du sang révèle elle-même des modifications plus ou moins profondes ; la proportion d'oxygène faiblit dans les sangs artériel et veineux, et celle de l'acide carbonique s'élève. Enfin de récentes recherches semblent démontrer dans le sang de certaines affections spécifiques la présence d'un nombre plus ou moins considérable d'infusoires de genre des bactéries.

Ces altérations du sang sont un effet de la maladie spécifique, de la succession et de l'enchaînement des actes morbides par lesquels elle accomplit son cours ; elles n'en sont pas la cause, comme quelques pathologistes l'enseignent, lorsqu'ils rangent les maladies spécifiques parmi les maladies par intoxication directe et primitive du sang. Les bactéries auxquelles on voudrait aujourd'hui faire jouer le rôle de cause immédiate et prochaine, sont moins propres encore que les autres altérations du sang à rendre compte de l'origine, de l'évolution, des caractères essentiels des maladies spécifiques. Les infusoires du sang sont un effet plus éloigné, moins général, moins essentiellement attaché à la maladie qu'aucune des lésions que nous venons de signaler.

Je n'ai pas besoin de démontrer à quel point les conceptions pathogéniques fondées sur ces altérations du sang sont insuffisantes et contraires à la nature des choses. Il n'y a qu'à se rappeler l'histoire clinique générale des maladies spécifiques, et l'histoire propre des virus, pour voir combien l'une et l'autre repoussent ces théories moins autorisées encore que celle des fermentations catalytiques. Loin d'être cause, ces altérations ne sont pas même un effet constant dans les maladies spécifiques ; et lorsqu'elles existent, elles ne traduisent en rien par elles-mêmes la spécificité à laquelle elles sont associées. Ce sang altéré ne contient pas en lui les produits spécifiques que l'évolution de la maladie va mettre au jour. Ces produits, en effet, ne sortent pas tout formés du sang, ils sont créés en dehors de lui, par les actes propres de la maladie spécifique. Si dans certaines affections spécifiques, telles que la syphilis à une certaine période, le sang entraîne avec lui les produits spécifiques de la maladie, il est remarquable que loin de se présenter altéré dans sa crâse, il se montre avec sa crâse normale ; ou du moins la diminution des globules que l'on a signalée chez quelques syphilitiques, appartient à une foule d'états divers, et témoigne seulement d'une souffrance générale de l'économie, et d'un affaiblissement consécutif de l'hématose. En résumé, les altérations évidentes du sang, comprises sous le nom générique de diffluence ou putridité du sang, sont communes à la plupart des maladies aiguës qui atteignent à un degré élevé de gravité ; elles ne sont pas spécifiques, ni cause de spécificité.

M. le professeur Robin affirmait, dans le mémoire sur les Etats virulents dont nous avons transcrit l'analyse, que rien n'était vital, ni dans la production de ces états, ni dans leur transmission graduelle et de proche en proche à la matière des humeurs et des tissus. Nos conclusions sont tout opposées : l'état spécifique ne peut se concevoir que dans la vie et par la vie ; là seulement s'effacent ses obscurités et ses mystères, là seulement la science et l'observation s'accordent et se prêtent de mutuels appuis. Nous ne pensons pas que de fausses théories, par cela qu'elles sont physico-chimiques, éclairent les phénomènes morbides, et doivent être considérées comme un progrès. Le progrès, suivant nous, c'est modestement la vérité, et il n'est pas, en médecine, inconciliable avec l'idée de vie, et avec les doctrines pathogéniques qui découlent de cette idée féconde. La vie est un flambeau dont il faut que les médecins s'emparent résolument pour le porter sur tous les sommets de leur science ; de là, ils pourront observer en pleine lumière, et les faits particuliers ne leur opposeront plus des ombres impénétrables.

CHAPITRE VIII.

Que de faits, en apparence insolites ou inexplicables, éclaire cette conception toute vitale de la spécificité ! Que l'on étudie successivement les caractères singuliers et propres de la maladie spécifique, et on en trouvera la nécessité comme inscrite dans les conditions générales de pathogénie que nous avons successivement retracées. Ces caractères ne pouvaient ne pas être ; il eût fallu changer les sources vivantes d'où découlent les affections spécifiques, pour que celles-ci reconnûssent une autre physionomie, une autre marche, d'autres conditions d'origine et de fin. Nous avons considéré à ce point de vue la création des produits spécifiques, et nous y avons vu le résultat même et la marque certaine de la nature des maladies spécifiques. Essayons de voir aux mêmes clartés la série des faits principaux qui précèdent ou qui suivent cette création.

Nous rencontrons tout d'abord cette grande et étrange propriété des virus et des miasmes, en vertu de laquelle ils agissent indépendamment de leur masse quantitative, et à dose en quelque sorte impondérable. Cette propriété d'action ne trouve-t-elle pas une suffisante raison d'être dans ce fait que les virus et les miasmes n'agissent pas en offensant matèriellement tels ou tels éléments de la matière organique, qu'ils n'amènent aucune lésion directe primitive, et ne traduisent leur action mor-bifique que par impression produite, non sur telle partie de nos tissus et de nos humeurs, mais sur la cause vivante elle-même, créatrice continue des tissus et des humeurs qui vont et passent. Les virus et miasmes ne sont pas corps et substance, propres et distincts; ce sont des modes insaisis-sables, analytiquement inaccessibles, d'une matière organique que rien ne sépare visiblement de l'état commun. Ces modes, qui échappent aux prises directes de nos sens, ne sauraient primitivement s'adresser aux matériaux visibles de l'organisme;

ils vont d'abord à la vie elle-même, à l'unité active qui nous enfante incessamment. Celle-ci n'est pas moins inaccessible à l'analyse externe, à l'investigation sensible : entre ces deux insaisissables qu'importe la quantité? Qu'a-t-elle à faire entre un mode que l'analyse ne peut atteindre et une unité qui s'anéantit devant celui qui croit la voir et la toucher, si subtils et si pénétrants que soient les instruments dont il dispose dans ses poursuites? Qui saurait dire à quel degré de ténuité peut descendre la matière sans perdre ses qualités modales, celles surtout que la vie lui a façonnées et léguées? Qui saurait dire où s'arrête la sensibilité du réactif vivant, et à quelle puissance inconnue de perception il s'élève, sans que nous en ayons une conscience même obscure? L'affection spécifique est, dans son origine, et souvent dans ses agents, une image affaiblie, inférieure, de la fécondation : pour obtenir le produit et tous ses développements, que faut-il de matière fécondante? Une imperceptible quantité : on aura beau augmenter celle-ci, la fécondation ne s'en opèrera ni plus active, ni plus prompte, ni plus abondante dans ses produits. Inexplicable en regard des sciences physiques, l'action des virus et des miasmes, échappant aux conditions ordinaires de la quantité, se trouve conforme aux conditions de l'ordre vivant, d'où cette action tire son origine et dans lequel elle s'accomplit.

L'incubation que nous avons vue être un fait caractéristique de l'évolution des maladies spécifiques, se présente, à son tour, comme une période nécessaire alors qu'on en demande la raison à la pathogénie réelle de ces maladies. Si l'on comprend que des agents extérieurs, lésant directement la matière organique dans sa structure ou dans ses fonctions, amènent immédiatement un état morbide correspondant, il n'en est plus de même alors qu'il s'agit d'une impression obscure et inconsciente, qui imprégne et féconde l'unité vivante d'une vie accidentelle et temporaire. Toute fécondation suppose une gestation, une élaboration lente et profonde du produit qui va surgir et se développer suivant les lois de sa nature. Il en est ainsi, non seulement dans la production des êtres vrais et achevés, mais encore dans la production des modes achevés et féconds de la vitalité. Il faut à ceux-ci comme aux autres une gestation.

Une impression, en effet, ne saurait se convertir tout-à-coup en une évolution morbide accusée, ouvertement manifestée par des symptômes et des lésions appréciables. Un travail préalable est nécessaire avant que cette évolution commence et se poursuive : d'autant plus qu'elle doit suivre invariablement son cours, et aboutir à la création pathologique la plus élevée, à l'émission de produits spécifiques gardant l'empreinte, et, transmettant le pouvoir morbide de la maladie créatrice. De pareils enchaînements d'actes veulent s'organiser pour s'accomplir sûrement, et la vie ne saurait subitement être prête à les soutenir : elle a besoin de s'y préparer, de condenser en elle les forces qu'elle va dépenser à atteindre ce but nouveau qui devient sa fin momentanée. Ce travail recueilli et silencieux, c'est l'incubation, sans laquelle on ne peut comprendre l'éclosion et la marche de la maladie spécifique. Une impression, même funeste, ne devient pas de soi une maladie; une longue suite d'actes importants ne sort pas subitement des émotions cachées de la spontanéité vivante. Il y faut une préparation et du temps. L'ordre pathologique ne fait en cela que reproduire ce qui se passe dans l'ordre physiologique, comme dans l'ordre intellectuel et moral. Dans ces diverses manifestations de la vie, un travail intérieur de quelque durée, et souvent long, est toujours nécessaire pour aboutir à des accomplissements fonctionnels, à des décisions, à des œuvres qui se maintiennent et s'achèvent.

Nous avons vu l'impuissance de la chimie, même catalytique, à donner une raison sérieuse, expérimentale ou autre, de l'immunité absolue ou relative, acquise vis-à-vis d'une affection spécifique par une première atteinte. Au point de vue physico-chimique, cette immunité se présente presque comme un mystère; au point de vue de l'ordre vital , elle rentre dans les lois ordinaires de la physiologie, et se présente comme un suprême exemple de faits presque vulgaires.

La vie affectée , en effet , se modifie plus ou moins profondément ; et ainsi modifiée , ses conditions de sensibilité et d'impressionnabilité peuvent se transformer , souvent , d'une façon radicale. Nous le savons par l'expérience de tous les jours , le monde des impressions , et celui des affections conçues à leur suite, sont essentiellement mobiles et changeants. Telle impressionnabilité qui était excessive , s'émousse et s'éteint sous le coup de telle ou telle sensation , forte et durable, ou même légère et passagère. La sensibilité individuelle après avoir cédé à certaines émotions , leur résiste , et loin de se laisser entraîner de nouveau , en arrive à ne plus même les sentir. La première douche froide est souvent extrêmement pénible à supporter; les autres en viennent parfois à déterminer un sentiment de bien être : en tous les cas , la vive impression de froid qu'apporte la douche du matin, n'est-elle pas le meilleur préservatif contre l'impressionnabilité au froid pour le reste de la journée ? L'immunité physiologique contre des excitations même violentes peut donc s'acquérir, et elle atteint parfois à la plus étonnante puissance ; et cette immunité , une fois acquise , se conserve ordinairement pour tout le cours de la vie , alors même que les impressions qui l'avaient amenée, ont depuis longtemps cessé de frapper l'organisme.

Pourquoi l'être vivant perdrait-il à l'état pathologique cette faculté de son état physiologique? N'est-il pas à présumer, au contraire, que cette faculté va se développer et grandir dans les conditions nouvelles que la maladie imprime ou lègue à l'organisme? Si la profondeur et l'intensité des impressions subies sont une condition favorable pour que la sensibilité de l'organisme s'émousse vis-à-vis d'elles, quelle impression plus profonde imaginer que celle qui aboutit à la maladie, qui affecte le système organique jusque dans son unité, et suscite, dans un long enchaînement, toutes les forces réactives de la vie commune. Avoir souffert une impression morbide, au point d'en émettre toute une évolution pathologique, ne doit-il pas laisser dans l'organisme une trace durable, et cette trace quelle peut-elle être; si non l'impossibilité de recommencer le cercle parcouru, et de ressentir à nouveau l'impression originelle, premier anneau de cette chaine pathologique que l'organisme réagissant vient d'user peu à peu? Cette puissance, cette sorte de violence de l'impression morbifique qui contraint l'être vivant à la maladie, est affaiblie par son action antérieure; l'organisme ne la ressent plus ou la domine lorsqu'il la rencontre de nouveau; l'immunité se trouve acquise contre la cause même de la maladie.

14

S'il en est ainsi pour la maladie, en général, combien à plus forte raison pour la maladie spécifique ! Celle-ci n'est-elle pas la maladie la plus fortement constituée, la maladie parfaite et achevée, depuis sa conception affective jusqu'à ses derniers développements ? Les efforts de l'organisme en proie à la maladie spécifique sont complets; ils vont jusqu'à la création de produits nouveaux, tellement voisins de l'existence substantielle et active, qu'ils ont le pouvoir de provoquer sur d'autres organismes la reproduction de la maladie elle-même. Combien il faut que l'impression causale qui aboutit à de tels actes, remue et transforme toutes les profondeurs vivantes ! Quoi d'étonnant à ce que de telles impressions, une fois subies, ne puissent se renouveler, et que la vie ait épuisé à leur égard ses facultés de sentir et de réagir !

Toutefois rien en ceci n'est fixe et invariable, comme une propriété physique de la matière; tout s'y montre, au contraire, soumis à de logiques exceptions. L'immunité acquise, pour un certain temps, peut s'user et se perdre; s'il en est qui la conservent durant toute leur vie, il en est qui redeviennent trop promptement aptes à contracter à nouveau la maladie spécifique déjà subie par eux. D'autres, enfin, loin d'acquérir la moindre immunité, montrent une singulière aptitude pour une même maladie spécifique, et la reprennent de préférence à toute autre maladie ; témoin cette vieille de cent-dix-huit ans, dont parle Borsieri, et qui succomba à une huitième récidive de variole. Ces exceptions sont, à bien dire, une preuve nouvelle de notre interprétation de l'immunité elle-même. La préservation de la maladie spécifique ne pouvait être constante, en effet, dès qu'elle trouvait sa raison d'être dans l'épuisement de l'impressionnabilité personnelle. Cette impressionnabilité est de soi variable suivant les individus ; elle est essentiellement idiosyncrasique ; ce qui suffit à l'éteindre chez les uns est absolument insuffisant chez les autres. Il en est même chez qui elle est, par sa nature spéciale, toujours en éveil et prête à répondre à l'excitation. Ces différences dans la physiologie personnelle devaient avoir leur reflet dans la pathologie de l'individu. Si ce reflet eût fait défaut, on eût été en droit de suspecter la vérité de nos conceptions pathologiques.

Des mêmes sources découlent d'autres faits, non moins rebelles que les précédents aux explications tirées des forces chimiques de la matière. Il est des affections spécifiques qui ne frappent, il est vrai, qu'une fois le même individu ; mais elles ont souvent le triste privilége de ne jamais s'éteindre entièrement. Leurs symptômes peuvent s'effacer complètement durant un grand nombre d'années ;

ħa guérison assurée semble déjà vieille; tout-à-coup, cependant, la maladie reparait poussée par une énergie affective nouvelle, et souvent sans que la moindre cause occasionnelle donne un motif apparent à ce retour. Telle est la syphilis. C'est encore la vie, et le souvenir intime et profond qu'elle garde de certaines affections, qui fournit la raison de ces faits surprenants. L'économie vivante oublie ou se souvient dans ses actes organiques, comme dans ses actes moraux. Il est des impressions que l'organisme semble avoir définitivement surmontées et vaincues, et qui cependant subsistent latentes dans le sein vivant qu'elles ont pénétré. Se réveillant spontanément à un moment donné, ou ranimées par une cause accidentelle, elles retrouvent leur ancienne puissance, et surmontent à nouveau les résistances de la vie normale. L'affection renaît alors, et commande une nouvelle série d'actes morbides, lesquels semblent surgir de profondeurs inconnues, et sont bien faits pour étonner le praticien qui ne les attend pas. Ce sont là les mœurs et les coutumes de la vie, que l'analyse des propriétés physiques de la matière n'enseigne pas, mais que le médecin ne doit jamais perdre de vue, s'il ne veut méconnaître les faits, souvent, les plus importants de la maladie.

On considère la spécificité comme un fait constant, invariable dans sa nature, et toujours sem-

blable à lui-même dans chaque maladie spécifique.
Cette proposition, si on la tient pour absolue, est
fausse; elle n'est vraie que d'une vérité relative;
et comme tout ce qui touche à la vie et à ses actes,
il ne faut l'admettre qu'avec des nuances infiniment variées et des restrictions parfois considérables. L'intensité spécifique d'une même maladie
peut, en effet, s'accroître ou s'affaiblir de façon à
parcourir tous les degrés de l'échelle spécifique.
Dans telle circonstance, par exemple, la fièvre
typhoïde se montrera hautement spécifique et contagieuse; dans telle autre, la fièvre typhoïde sera
une affection presque commune, tant ses caractères
spécifiques seront amoindris. L'état d'épidémie se
montre surtout propre à développer la spécificité;
il en exagère les caractères, et amène à une puissance supérieure les conditions ordinaires des maladies; ou mieux peut-être, l'état d'épidémie résulte
lui-même de l'intensité spécifique momentanée de
certaines affections; il serait plutôt le signe que la
cause de cette haute intensité.

Il y a plus encore : le cadre des maladies spécifiques n'est pas un cadre fermé où sont contenues,
par droit nosologique, certaines affections déterminées et où ne doivent jamais entrer d'autres
affections déclarées communes, lesquelles n'étant
pas officiellement spécifiques, en quelque sorte, ne
sauraient jamais le devenir. Non; ce sont là des

conceptions raides et étroites, que la vie supporte mal, et que la saine observation dément. Il est, j'en conviens, des maladies toujours et nécessairement spécifiques; c'est leur inaliénable nature; mais, par contre, il est aussi des maladies qui, communes d'ordinaire, se transforment à un moment donné, montent dans l'ordre pathologique, et atteignent à la spécificité. Tels sont certains érysipèles, certaines angines, telles sont les méningites épidémiques, les fièvres puerpérales. C'est encore l'état d'épidémie qui donne la spécificité à des affections habituellement communes, ou qui fournit la marque du nouveau caractère qu'elles prennent. Les pathologistes qui croient à l'invariabilité des espèces morbides, et pensent que telle maladie, de soi, est ou n'est pas spécifique, sont condamnés à méconnaître des faits qui renversent leurs idées de nosologisme absolu. Ils accusent les cliniciens qui signalent ces faits de se laisser égarer par des coïncidences fortuites; ils repoussent les observations les plus avérées, et croient les combattre en leur opposant des faits contraires. Pauvre moyen de réfutation; car un fait ne détruit pas un autre fait; chacun subsiste dans sa réalité propre, et la science n'a qu'à chercher leurs rapports et leurs lois. La doctrine large et vraie d'une spécificité mobile et variable comme la vie d'où elle émane, concilie tous les résultats de l'observation ; il n'y a plus incompatibilité des uns aux autres ; mais réunion et harmonie de tous dans un ordre supérieur, où ne pénètrent pas nos distinctions absolues et arbitraires.

Nous devrions peut-être, pour compléter l'étude de la spécificité morbide, aborder celle de la spécificité thérapeutique. Nous nous bornerons, cependant, à de brèves indications sur ce dernier sujet, tant il nous semble que les difficultés qui lui sont propres sont la plupart levées par les discussions précédentes. Nous ne ferons que signaler la conception erronée du remède spécifique, qui veut que ce remède agisse en attaquant directement la cause matérielle du mal, en détruisant ou en neutralisant l'agent spécifique qui produit la maladie. Cet agent producteur de l'affection spécifique n'existe pas au sens qu'il faudrait pour qu'un autre agent pût le saisir et le combattre ; la notion du remède spécifique, qui suppose une telle existence, tombe donc d'elle-même. Cette notion est, cependant, celle qui s'enseigne dans nombre de nos livres classiques, anciens ou modernes, dans la *Pathologie générale* de Chomel, en particulier ; lequel, conséquent avec ses principes, range au même rang la gale et la syphilis parmi les maladies qui reconnaissent un remède spécifique. Le mercure, aux yeux de cet éminent médecin, parait agir de même façon que le soufre ou les bains qui tuent l'acarus; le mercure détruit l'agent producteur de la syphilis. Tels sont les enseignements auxquels on aboutit, lorsqu'on a pour toute raison et tout appui de vulgaires assimilations fondées sur les seules apparences des choses.

Si ces erreurs subjuguent les médecins qui ne sont pas soutenus par une ferme doctrine thérapeutique, quel empire ne doivent-elles pas exercer sur les savants qui ne touchent qu'incidemment à la médecine, sur ceux surtout qui, adonnés aux pures analyses de la matière organique, estiment que ces analyses doivent rendre raison de tous les phénomènes dont cette matière est le théatre, qu'elle soit ou non à l'état vivant ! Comment résisteraient-ils ? Les apparences sont si entraînantes, les erreurs si invétérées sur ce sujet, et si naturelles ! Comment faire comprendre aux savants qui nous voient et nous jugent d'un peu loin, que virus et miasmes ne sont pas la cause directe, prochaine, effective de la maladie virulente ou miasmatique ; que ces agents n'en sont que la cause occasionnelle, et qu'ils ne subsistent pas, au sein de l'économie vivante, comme matière nuisible et morbifique ; qu'il n'y a pas, en conséquence, à espérer jamais que l'on vaincra directement la maladie spécifique par la destruction ou la neutralisation interne des agents spécifiques ; que de telles recherches sont et seront fatalement infructueuses parce qu'elles sont chimériques. Nous le sentons profondément, tous les efforts des vrais médecins échoueront devant les aspirations que soulèvent les sciences étrangères, plus ou moins mêlées à la nôtre. Ces aspirations, probablement, ne s'apaiseront jamais, car jamais ne sera pleinement et de tous reconnue l'autonomie de la science des maladies. D'illustres savants prétendront toujours dépasser le champ scientifique sur lequel ils ont glorieusement avancé, et aborder les terrains difficiles de la pathologie, ignorant que des abîmes séparent ces terrains du leur.

La pathogénie et la thérapeutique des maladies spécifiques seront pour longtemps le point de mire de ces envahissements. J'en donnerai, comme exemple récent, les *Considérations* (1) dernièrement publiées par l'une des plus hautes illustrations de la chimie moderne, par celui dont la Faculté de Médecine de Berlin a pu dire, en se l'attachant, *qui primus partium animalium chemicum statum ingenioso prosperrimo successu illustravit.* « J'ai l'espoir, dit M. Chevreul, que le médecin triomphera un jour de ces fléaux, menaçant la vie de l'homme sous les noms de *venins*, de *virus*, de

____

(1) *Considérations sur l'histoire de la partie de la médecine qui concerne la prescription des remèdes*, par M. Chevreul, docteur en médecine et en chirurgie de la Faculté de Berlin. — Paris, 1865. —

miasmes , de *contagions*. Toutes mes réflexions confirment mon opinion, et me font croire que quelques amis de l'humanité , qui savent distinguer ce que la saine raison peut admettre comme probable sans tomber dans le ridicule de l'utopie , ne me sauront pas mauvais gré de soumettre à leur appréciation le motif de mon espérance , que je résume dans les termes suivants :

« Toute matière est soumise à l'affinité chimi-
« que ; or cette affinité ne peut s'exercer sans mo-
« difier plus ou moins les propriétés de cette ma-
« tière, y compris , bien entendu , les propriétés
« organoleptiques qu'elle peut avoir.

« Dès lors, cette proposition incontestable a pour
« conséquence qu'à l'égard d'une matière qui, in-
« troduite du dehors dans un être vivant y porte
« le désordre en raison de ses propriétés organo-
« leptiques , qu'elle se nomme *miasme* , *virus* ,
« *venin* , *poison* , etc. , il existe d'autres matières
« capables d'en modifier les propriétés, soit en neu-
« tralisant la propriété délétère, soit en détruisant
« même la composition de la matière qui la pos-
« sède; et la conséquence de la proposition précitée
« serait encore applicable au cas où la matière
« cause de la maladie appartiendrait à des corps
« organisés appelés aujourd'hui microphytes et
« microzoaires.

« Telle est donc la proposition incontestable sur

« laquelle repose mon espérance du triomphe de
« la médecine future. »

Osons le dire avec tout le respect dû au grand
savant dont nous venons de citer les paroles, cette
médecine future et le *triomphe* qui lui est prédit,
n'apparaîtront jamais. La médecine a certainement
des triomphes à attendre et de nouvelles conquêtes
à réaliser ; mais les uns et les autres seront obte-
nus dans une autre voie, et par d'autres recherches. On ne vaincra les maladies virulentes et
miasmatiques qu'en allant à la vie qui les émet et
qui les supporte.

Les remèdes spécifiques n'existent donc pas en
tant qu'agents atteignant directement la cause interne et matérielle des affections spécifiques. Il n'y
a pas de médicaments possédant en qualité de spécifiques, une action entièrement à part et sans
analogue. Nul remède ne peut agir sur une maladie spécifique, autrement qu'il n'agit sur toute
autre maladie. Enrayer ou troubler l'évolution
morbide, susciter, au sein de l'organisme, des
mouvements contraires à ceux qui vont développer
la maladie ; substituer une impression médicamen-
teuse à l'impression morbifique, ou modifier celle-
ci par la première ; telle est l'action thérapeutique
la plus hardie dont nous puissions disposer contre
la maladie spécifique, aussi bien que contre les
maladies d'ordre commun. Rien là qui caractérise

le remède spécifique et le sépare des autres. Mais voyons plus loin, et cherchons les caractères réels des médications spécifiques en général; demandons-nous ce que sont ces médications, et à quelles inspirations le praticien doit obéir en face d'une maladie spécifique.

Et d'abord, qu'est une maladie spécifique? Qu'elle provienne de causes communes ou spécifiques, qu'elle soit spontanée ou provoquée, la maladie spécifique est celle qui se manifeste et se juge par la création et l'émission de produits spécifiques, c'est-à-dire, capables de transmettre à un organisme sain la maladie dont ils sont le signe et le produit. Possédons-nous des remèdes dont l'action puisse enrayer sûrement cette évolution morbide, et si de tels remèdes existent, devra-t-on les employer? Ces troubles apportés à la marche naturelle de la maladie, ne seraient-ils pas l'origine de dangers trop certains, au lieu de conduire à la guérison désirée? Loin d'arrêter ou de troubler le mouvement régulier de la maladie, ne cherche-t-on pas à le favoriser, à écarter de lui toute cause perturbatrice? Si la création et l'émission de produits spécifiques sont la crise naturelle et médicatrice de la maladie spécifique, doit-on combattre les actes successifs qui aboutissent ainsi au jugement du mal?

Mais le mercure, dira-t-on, n'enraye-t-il pas la

syphilis? N'est-ce pas là un exemple qui prouve qu'il est bon de suspendre l'évolution de la maladie, et ne serait-il pas à désirer qu'on possédât, pour chaque maladie spécifique, un remède qui eût pouvoir d'en arrêter la marche naturelle? Les services incontestables, rendus par les préparations mercurielles administrées contre les affections syphilitiques, ont ainsi égaré l'esprit clinique de bien des médecins. Cet exemple n'a pourtant pas la signification étroite qu'on lui prête. Il est avéré aujourd'hui que nombre de syphilis guérissent spontanément et par l'évolution naturelle de la maladie, aidée d'un régime hygiénique sévère; ce sont même les cas dont la guérison paraît la plus réelle et la plus durable. Il est vrai, néanmoins, que l'affection syphilitique a une tendance marquée à passer à l'état diathésique; les préparations mercurielles me semblent surtout avoir pour effet de combattre cette tendance; elles maintiennent ou ramènent la maladie à la marche aiguë, justiciable des crises spécifiques naturelles, et se terminant par une résolution graduelle de la maladie. Le mercure est un altérant profond; il s'oppose à ce que la syphilis devienne une affection altérante profonde, fixe, diathésique. Là, me parait se borner l'action spécifique du mercure; en ce sens, ce remède n'est pas un curateur direct de l'affection syphilitique; la curation réelle appartient toujours à la vie, et aux crises spécifiques qu'elle provoque. Et cela est si vrai, que lorsque la vie est gagnée dans ses couches organiques profondes, et que la syphilis est toute entière passée à l'état diathésique, qu'elle a tout envahi et tout souillé, la médication mercurielle devient trop souvent impuissante, et les manifestations syphilitiques se maintiennent et se renouvellent, malgré un traitement spécifique persévérant. Le mercure n'enraye donc pas toute évolution de la syphilis; il maintient plutôt et dirige cette évolution dans les voies médicatrices naturelles dont elle tend trop souvent à s'éloigner.

Revenons aux caractères généraux des médications spécifiques, ou mieux, des médications à employer contre les maladies spécifiques. La pathogénie de ces affections, l'étude de leur marche et de leur solution, permettent de ranger cette médication dans la méthode expectante et naturelle de traitement. C'est la nature qui institue le traitement réel de l'affection spécifique; c'est par l'enchaînement et par la succession régulière de ses œuvres que s'opère la solution du mal et la restitution de l'état normal et physiologique. En dehors de ce travail médicateur, il n'y a pas de guérison à espérer, ni même à concevoir, et les maladies spécifiques où il ne se manifeste pas sont et resteront à tout jamais incurables. Cette thérapeutique qui respecte et soutient les moyens curateurs de la nature, n'est pas, pour cela, de l'inaction, ni une abdication en face du mal. Non, la nature elle-même nous apprend ce qu'il y a à respecter, et ce que souvent il y a à combattre dans ses opérations. Le principe constant de ses agitations et de ses actes est sa conservation ; cependant les voies légitimes et salutaires ne sont pas toujours celles qu'elle suit. Des circonstances facheuses, provenant soit du dehors, soit même du dedans organique, l'en détournent trop aisément ; il y a à vaincre les effets de ces circonstances hostiles, afin de restituer dans le sens favorable les efforts synergiques qui se dépensent infructueusement, ou qui même sont nuisibles. Cette thérapeutique est celle dont les grands maîtres nous ont légué les traditions ; elle n'a pas pour elle les encouragements de la foule, ni l'admiration des systématiques ; on ne fonde pas, en son honneur, de riches prix académiques. Elle est pourtant et restera la vraie thérapeutique des maladies spécifiques ; car c'est la seule que veut et qu'enseigne la nature.

J'ai hâte de terminer une étude que le lecteur doit trouver déjà longue. Je la résumerai par ces brèves propositions : La cause occasionnelle des maladies spécifiques peut appartenir à des faits d'ordre commun comme à des faits d'ordre spécifique ; elle peut même faire absolument défaut. Le

caractère propre et nosologique des maladies spécifiques ne saurait donc être fourni par la cause
extérieure et occasionnelle de ces maladies. La maladie spécifique a pour cause essentielle une conception ou génération morbide spécifique au sein de
l'activité vivante. Cette conception spécifique se
développe en une évolution morbide à caractères
déterminés ; c'est l'ensemble de ces caractères qui
traduit à l'observation l'idée et la réalité de l'état
spécifique. Or, ces caractères, à les considérer dans
la cause première et dans l'enchainement des actes
successifs de la maladie, ont un représentant manifeste et qui les élève à leur plus haute expression :
c'est le produit spécifique, aboutissant de l'évolution spécifique, réalisation visible de la spécificité
morbide. On peut donc logiquement résumer en un
tous les caractères essentiels de la maladie spécifique, et nous arrivons ainsi à cette définition que
l'on nous permettra de reproduire : La maladie
spécifique, quelles que soient ses causes occasionnelles, est celle qui se manifeste et se juge par la
création et l'émission de produits spécifiques, c'est-
à-dire, capables de transmettre à un organisme sain
la maladie dont ils sont le signe et le produit. A
côté de cette définition, nous rappellerons le fait
important qui en découle, à savoir, que toute maladie spécifique est par cela même transmissible et
contagieuse. La conséquence est forcée à moins

d'admettre que la maladie spécifique puisse exister sans produit spécifique, c'est-à-dire, sans le caractère propre qui la fait spécifique ; et , d'un autre côté , que serait un produit spécifique s'il n'était transmissible ? Où trouverait-on sa marque vraie et irrécusable , et comment le distinguerait-on des produits organiques communs ?

Je ne me dissimule pas que ces conclusions, isolées des développements qui les soutiennent, ne peuvent laisser d'elles qu'un souvenir affaibli , et traduisent imparfaitement la somme de vérités qu'elles devraient représenter. Les travaux de pathologie générale se prêtent difficilement à des conclusions et à des résumés succints. Toute la valeur de ces travaux se déduit de l'enchaînement mutuel et profond de quelques notions constitutives , lesquelles, en se développant, embrassent peu à peu et fécondent l'ensemble des faits particuliers , donnant à chacun de ces faits et son rôle et sa place. Quelque forme que l'on donne à des conclusions, on ne leur communiquera jamais cette clarté pénétrante, et cette vie libre et pleine, qui sont la marque des vérités premières hardiment vues, et sincèrement présentées. Je sais mieux que personne que je n'ai pu, dans ces pages, offrir qu'un pâle reflet de ces vérités lumineuses. Cependant, ces lueurs, tout affaiblies qu'elles soient, feront peut-être deviner ce qu'elles ne laissent pas voir, et conduiront, tout au moins, en face de la vie, source et cause de toute activité morbide.

La valeur d'une doctrine se mesure pratiquement à celle de ses applications ; et la valeur de celles-ci au nombre et à l'étendue des faits de même ordre qu'elles embrassent. Si la doctrine a été édifiée en vue de certains faits, et qu'elle ne puisse s'appliquer à des faits voisins, évidemment liés aux mêmes lois que les premiers, la doctrine est suspecte et déjà condamnée. Conception arbitraire et systématique, on ne pourra lui rendre la domination qu'elle devrait exercer, qu'en violentant les faits, et en les altérant pour les plier, de force, aux lois auxquelles ils se refusent. Si ces violences réussissent mal à leur œuvre, si les faits résistent ouvertement, ou si les tortures qu'on leur inflige révoltent l'évidence, on reprend le thème banal des imperfections momentanées de la science, de ses desiderata trop nombreux, des progrès que l'avenir réserve et qui satisferont à toutes les exigences légitimes ; on déplore, en attendant ces progrès, la situation actuelle de la science.

Tel est à propos des maladies spécifiques le fond d'idées soutenu par M. Chauveau, et avoué par bien d'autres. Je rappellerai ces expressives paroles : « Ai-je besoin de dire l'atteinte grave que la possibilité du développement spontané des maladies contagieuses porterait aux principes sur lesquels la physiologie des virus est en train de se constituer ? Plus de lois régulières alors. A la place, des règles pleines d'exceptions, c'est-à-dire, le chaos dans la science ou la négation de la science, qui serait obligée de se constituer sur de nouvelles bases pour ramener les lois du développement par germes aux lois du développement spontané, et pour démontrer la similitude des procédés intimes employés par la nature dans les deux modes d'évolution. » Condamné à de tels aveux, M. Chauveau ne recherche pas si, fondée sur de nouvelles bases, la doctrine des maladies spécifiques ne trouverait pas l'unité et la force compréhensive qui lui manquent. Non, ce savant physiologiste préfère attendre, espérant que les faits rebelles seront un jour domptés, et qu'il pourra effacer la spontanéité des maladies spécifiques. Il ne sait pas voir que cette dernière partie du problême lui opposera toujours d'insurmontables difficultés, par ce que cette spontancité existe en vertu de lois nécessaires, et qu'elle s'impose de soi à tous les faits particuliers. Ce chaos est celui où s'agitent aujourd'hui ceux qui cherchent, dans les expérimentations physico-chimiques de la matière, une doctrine des maladies spécifiques. Ils arrivent à grand peine à établir quelques hypothèses téméraires, qui, portées au-dessus des faits et non soutenues par eux, croulent de partout, et bientôt ne conservent plus d'autres adeptes que ceux qui les ont imaginées, ou ceux dont elles flattent les préjugés.

J'ose le dire, et j'espère l'avoir démontré, les enseignements que je propose sur la spécificité morbide, n'ont rien de cette étroitesse exclusive qui les condamnerait à mes yeux. Non seulement ils ne séparent pas en deux partis opposés la spécificité spontanée et la spécificité provoquée, non seulement ils réunissent en une unité profonde et absolue ces deux formes de la spécificité, mais encore ils ramènent la spécificité au sein de la spontanéité vivante; ils en font un mode de cette spontanéité, mode comparable, en son essence, aux autres modes morbides, et reconnaissant, comme ceux-ci, les mêmes lois générales, la même origine et la même fin. De la spontanéité, caractère primordial de tout ce qui vit, notre doctrine, assurée dans sa marche, forte de ses immuables inspirations, conduit pas à pas à la spontanéité de tous les actes vitaux, hygides et pathologiques, à la spontanéité de toutes les affections morbides, qu'elles soient communes ou spécifiques. Rien ne vient briser les anneaux de cette chaîne vivante; rien ne heurte des uns aux autres; partout l'union indissoluble, et partout la règle et l'harmonie; nulle part ce chaos qui est bien, comme le dit **M. Chauveau**, la négation de la science. On voit, comme réalisé devant soi, cet admirable spectacle de la nature, une dans ses opérations en apparence les plus diverses, avare de moyens et prodigue de résultats. Ce spectacle possède une force intime qui soutient celui qui le contemple, et lui donne l'invincible sentiment qu'il est en présence même de la vérité. Ce sentiment, nous l'avons dans sa plénitude; puissions nous le faire partager aux autres !

FIN

TABLE DES MATIÈRES.

CHAPITRE IV.

CHAPITRE V.

CHAPITRE VI.

CHAPITRE VII.

CHAPITRE VIII.

Avignon. — Imp. AUBANEL fr., Place St-Pierre.

9 782329 120492